Denis Okello

Aceitação e factores associados à adesão ao tratamento com ivermectina

Denis Okello

Aceitação e factores associados à adesão ao tratamento com ivermectina

ScienciaScripts

Imprint
Any brand names and product names mentioned in this book are subject to trademark, brand or patent protection and are trademarks or registered trademarks of their respective holders. The use of brand names, product names, common names, trade names, product descriptions etc. even without a particular marking in this work is in no way to be construed to mean that such names may be regarded as unrestricted in respect of trademark and brand protection legislation and could thus be used by anyone.

Cover image: www.ingimage.com

This book is a translation from the original published under ISBN 978-620-2-31807-5.

Publisher:
Sciencia Scripts
is a trademark of
Dodo Books Indian Ocean Ltd. and OmniScriptum S.R.L publishing group

120 High Road, East Finchley, London, N2 9ED, United Kingdom
Str. Armeneasca 28/1, office 1, Chisinau MD-2012, Republic of Moldova, Europe
Printed at: see last page
ISBN: 978-620-8-10834-2

Copyright © Denis Okello
Copyright © 2024 Dodo Books Indian Ocean Ltd. and OmniScriptum S.R.L publishing group

RECONHECIMENTO

David Guwatudde e ao Dr. Richard Mugambe pelo seu valioso tempo e orientação técnica durante todo o processo de redação desta dissertação.

De uma forma especial, gostaria de agradecer à Cooperação Técnica Belga por ter apoiado o meu estudo com bolsas de estudo oferecidas a profissionais de saúde que trabalham em zonas de difícil acesso. O meu sincero apreço vai para Juliet Murekatete, que manteve uma boa relação de trabalho com todos os bolseiros. Sem esta bolsa, este estudo não teria sido possível.

Aos membros da minha família, Cynthia Charity Okello, Joel Okello e Miriam Alele Okello, não teria chegado a este ponto sem a vossa compreensão e apoio.

Os meus agradecimentos especiais vão para o Dr. Onek Paul, responsável distrital de saúde de Gulu e para os membros da sua equipa distrital de saúde pelo apoio prestado durante o meu estudo.

Agradeço também ao Sr. Tom Lakwo, o Gestor do Programa Nacional de Oncocercose do Ministério da Saúde, Divisão de Controlo de Vectores, pelo seu apoio técnico e orientação.

Os meus agradecimentos especiais vão também para o Sr. Tonny Ochola, Assistente de Saúde do Centro de Saúde Lanenober III e Okot Amos Tala, Assistente de Saúde do Centro de Saúde Bobi III no distrito de Gulu. Eles ajudaram-me na recolha de dados para este estudo

ÍNDICE DE CONTEÚDOS

DEFINIÇÕES OPERACIONAIS

Cumprimento da toma de ivermectina: é definido como a medida em que os membros individuais das comunidades tomam ivermectina em cada ronda de distribuição desde o início do CDTI na aldeia.

Cobertura da distribuição de ivermectina: É o número de pessoas que tiveram acesso à ivermectina e a tomaram ou não

Cumprimento de alto nível: Uma pessoa que tomou ivermectina consecutivamente três vezes nas últimas três rondas consecutivas.

Baixo nível de cumprimento: Uma pessoa que tomou ivermectina duas vezes nas últimas três rondas consecutivas.

Administração maciça de medicamentos (AMM): é o tratamento de toda a população de uma área geográfica com uma dose curativa de medicamentos, sem primeiro testar a infeção e independentemente da presença de sinais e sintomas de uma determinada doença.

Não cumprimento: Uma pessoa que não tomou qualquer dose de ivermectina durante as três rondas de distribuição.

Absorção: Indivíduos que tomaram ivermectina numa determinada ronda.

ABREVIATURAS

APOC	African Programme for Onchocerciaisis Control
CDD	Community-Directed Drug Distributors
CDTI	Community Directed Treatment using Ivermectin
DHO	District Health Office
DHT	District Health Team
DRC	Democratic Republic of Congo
IEC	Information, Education and Communication
MDA	Mass Drug Administration
NOCP	National Onchocerciaisis Control Programme
OCP	Onchocerciaisis Control Programme
UBOS	Uganda Bureau of Statistics
VHT	Village Health Team
WHO	World Health Organization

RESUMO

Antecedentes: A oncocercose humana é a segunda principal causa infecciosa de cegueira em África e causa de doenças cutâneas graves. É causada pela *Onchocerca volvulus*. Antes do lançamento do programa nacional de controlo, a doença tinha afetado um terço dos distritos do Uganda. O cumprimento a longo prazo do tratamento com ivermectina por todos os membros elegíveis da comunidade em áreas endémicas de oncocercose é fundamental para o seu controlo. Não foi efectuado qualquer estudo sobre a adesão à ivermectina entre a população de Gulu desde que foi iniciado o tratamento dirigido à comunidade com ivermectina. Por conseguinte, o estudo documentou informações sobre o nível de adesão, os seus factores associados e a atitude da comunidade em relação à MDA para o controlo da oncocercose.

Metodologia: Este foi um estudo transversal que incluiu métodos qualitativos e quantitativos. Foi entrevistado um total de 420 inquiridos. Foram selecionados cerca de 7 inquiridos de cada 54 aldeias por amostragem aleatória. Os principais resultados medidos foram a receção, a aceitação e o cumprimento da ivermectina.

Resultados: O estudo revelou que a cobertura da ivermectina foi de 51% (213/420) no último ciclo do MDA. Dos 278 indivíduos que, pelo menos, tomaram ivermectina nas últimas três rondas de distribuição, apenas 14% (39/278) inquiridos são altamente cumpridores e 26,6% (74/278).
As pessoas que não se sentem em risco têm menos probabilidades de cumprir as regras em comparação com as que se sentem em risco (OR 0,39, 95% CI 0,21-0,74). As pessoas que têm conhecimentos sobre os sinais e sintomas têm mais probabilidades de cumprir a medida do que as que não têm conhecimentos (OR (1,91, 95% CI 03-3,56). As pessoas que foram aconselhadas têm mais probabilidades de cumprir as suas obrigações do que as que não foram aconselhadas (OR 0,47, 95% CI 0,240,92). O estudo concluiu que a atitude em relação à adoção da ivermectina ainda é fraca, o que se deve ao facto de as pessoas afirmarem que os medicamentos as tornam fracas e de algumas não considerarem a doença como uma grande ameaça à sua vida.

Conclusão: A adesão ao tratamento com ivermectina foi baixa no distrito de Gulu. Os membros da comunidade do distrito de Gulu precisam de receber educação sanitária e de ser suficientemente mobilizados para apreciar a oncocercose como um problema de saúde, de modo a alterar positivamente a sua perceção em relação ao tratamento com ivermectina para controlar a oncocercose.

CAPÍTULO 1

INTRODUÇÃO E ANTECEDENTES

1.1 Introdução

A oncocercose humana, vulgarmente designada por "cegueira dos rios" em África e "doença de Robles" na América Latina, é a segunda principal causa infecciosa de cegueira em África e causa de doenças cutâneas graves. É causada pelo *Onchocerca volvulus*, um verme parasita que se encapsula em nódulos sob a pele. Os vermes fêmeas do *Onchocerca volvulus* produzem *microfilárias* que saem dos nódulos, enxameiam na derme e entram no olho, causando complicações cutâneas e oftalmológicas. *As microfilárias* apanhadas por certas espécies de *Simulium*, moscas negras durante a refeição de sangue, desenvolvem-se em fases infecciosas e são transmitidas a outra pessoa em picadas subsequentes (Cupa et al., 2010).

A distribuição da oncocercose está altamente concentrada em África, que é uma das regiões mais pobres do mundo (Kenji et al., 2006). Um pequeno foco também ocorre no vizinho Iémen (Cupa et al., 2010). A área endémica da *onchocerca volvulus* estende-se por toda a África, desde o Senegal, a oeste, passando pelo centro do continente, até à Etiópia, na fronteira oriental. O resultado do mapeamento epidemiológico rápido da oncocercose mostra que 37 milhões de pessoas em África estão infectadas com *Onchocerca volvulus* (Remme et al., 2006) e a doença é geralmente endémica na região equatorial de África (Basanez et al., 2006)

Os principais métodos de controlo da oncocercose são através de medidas anti-vectoriais e anti-parasitárias. A mosca negra, que é conhecida por ser o vetor da oncocercose, reproduz-se normalmente em rios ou ribeiros de fluxo rápido. Para controlar estes vectores, o Programa de Controlo da Oncocercose (PCO) implementou inicialmente uma larvicida semanal nos rios e ribeiros que constituem locais de reprodução do vetor, com o objetivo de interromper a transmissão na área central do PCO. Após o controlo do vetor, foi iniciado um plano para eliminar as microfilárias do hospedeiro. Isto implica o tratamento com ivermectina durante um período não inferior a 14 anos (Hougard et al., 2001).

A ivermectina demonstrou ser um medicamento eficaz no tratamento da oncocercose. É tomado por via oral em comprimidos. Para ser eficaz, é necessário tomar anualmente uma dose única de 150 a 200 µg/kg de peso corporal. A dosagem depende da massa corporal de uma pessoa, que pode ser simplesmente calculada de acordo com a altura. O medicamento paralisa e mata as microfilárias, aliviando a comichão intensa na pele e travando a progressão para a cegueira. Além disso, impede que os vermes adultos produzam mais microfilárias durante alguns meses após o tratamento, reduzindo assim a transmissão. Mata 99% das microfilárias com um único tratamento (APOC/OMS, 2005). Devido à sua eficácia contra as microfilárias, em 1987, a ivermectina foi registada pela Organização Mundial de Saúde depois de os resultados de ensaios clínicos na África Ocidental terem provado que é eficaz contra a oncocercose. A aptidão deste medicamento para o tratamento em grande escala abriu perspectivas para o controlo quimioterapêutico da oncocercose (Frank et al., 2005).

Apesar da eficácia da ivermectina para o tratamento da oncocercose, o medicamento está contraindicado em crianças com menos de 5 anos ou menos de 90 centímetros de altura, grávidas ou lactantes de bebés com menos de uma semana de idade, com problemas de saúde graves, como asma, doença renal ou hepática, e mesmo em terapia antirretroviral. Devido à sua contraindicação, existe uma grande probabilidade de alguma comunidade desenvolver uma perceção negativa em relação à sua utilização, dificultando assim a luta contra a oncocercose (Ashford et al., 1998).

Para desenvolver uma distribuição sustentável de ivermectina gerida pela comunidade, foi criado o Programa Africano de Controlo da Oncocercose (APOC). O mandato do APOC é estabelecer estruturas para a distribuição sustentada de ivermectina em todas as comunidades endémicas através da sua estratégia de Tratamento Dirigido pela Comunidade com Ivermectina (CDTI). Para assegurar o fornecimento contínuo de ivermectina, em 1987 a Merck Inc. tomou a decisão sem precedentes de doar ivermectina (Mectizan) ao APOC, durante o tempo necessário para eliminar a oncocercose como problema de saúde pública (Basanez et al., 2006).

Graças ao apoio financeiro e técnico do APOC, muitas comunidades em África alcançaram progressos significativos no controlo da doença através do tratamento anual em massa com ivermectina (Amazigo et al., 2007). Sabe-se que a administração em massa de ivermectina a pessoas elegíveis, uma ou duas vezes por ano, reduz a morbilidade e a incapacidade e diminui a transmissão da oncocercose (Tielsch e Beeche, 2004). Dada a elevada endemicidade inicial em alguns focos, os regimes anuais não são considerados suficientes para conseguir a eliminação local das populações de parasitas, a menos que se consiga uma cobertura terapêutica muito elevada (mais de 80% da população total) durante pelo menos 25 anos, sem perda de eficácia do tratamento (Borsboom et al., 2003).
Existem estudos sobre os factores que incentivam ou desencorajam a toma de ivermectina durante distribuições específicas, como a idade, o sexo e a etnia (Taylor MJ et al., 2009). O apoio social e a perceção do medicamento são outros factores que influenciaram a cobertura e, por conseguinte, podem ter impacto na adesão (Nuwaha F et al., 2008)

Na Nigéria, verificou-se que seis factores estavam associados ao facto de se ter recebido ivermectina. Quatro eram caraterísticas pessoais: ser do sexo masculino, ter pelo menos 35 anos de idade, pertencer à minoria étnica Fulani, ter tomado o medicamento numa distribuição anterior. O principal fator associado à receção da ivermectina foi o facto de a ter recebido anteriormente, e os comentários qualitativos sobre efeitos secundários e crenças sobre medicamentos ortodoxos indicaram que as questões de preferências pessoais, não abordadas num inquérito de cobertura dos agregados familiares, precisam de ser mais exploradas (Brieger et al., 2011) Ezeigbo et al também descobriram que as razões para a baixa adesão incluem "falta de informação sobre a chegada do medicamento"

(27,8%), "sem motivo para recusa" (22,2%), "ausente, longe da aldeia" (20,0%) e "sem distribuição" (19,7%) (Ezeigbo et al., 2013).

Os estudos de adesão a outras condições médicas demonstraram que a adesão a um regime médico pode ser influenciada pelas caraterísticas do doente/cliente e do prestador de cuidados de saúde, bem como pela natureza do regime, e podem orientar a reflexão sobre a adesão ao tratamento com ivermectina. Considerando a questão de saber se segmentos específicos da população podem não estar a cumprir sistematicamente o tratamento, é de notar que a origem étnica e o nível de escolaridade foram associados ao cumprimento do tratamento (Yuan Y et al., 2008).

Nos programas de controlo da oncocercose, deve ser dada a devida importância a uma elevada cobertura do tratamento e a uma adesão sustentada, de modo a garantir a sua eficácia. Embora a adesão ao tratamento desempenhe um papel importante no sucesso do controlo da oncocercose, não existem explicações cientificamente documentadas que possam fornecer uma visão direta da razão pela qual os membros individuais da comunidade tomam ou não tomam ivermectina na área de estudo. Além disso, foram encontrados poucos estudos semelhantes noutros locais que possam ajudar a responder às questões associadas à adesão ao ITCD. Por conseguinte, o estudo documentou o cumprimento e a adoção nas zonas rurais e urbanas do distrito de Gulu, uma vez que não existe informação devidamente documentada sobre estes aspectos.

1.2 Antecedentes

Um terço dos distritos do Uganda foi afetado pela oncocercose antes do início das medidas de controlo da oncocercose em 1994. A doença parasitária causou um enorme sofrimento às populações desses distritos. Apesar de a doença ter sido quase eliminada do Uganda Ocidental, a transmissão ainda está em curso na maioria dos distritos do norte do Uganda, como Gulu, Lamwo, Kitgum, Agago e Pader (OMS, 2013).

O Ministério da Saúde do Uganda iniciou o Programa Nacional de Controlo da Oncocercose em 1992, com o apoio do Centro Carter, dos Lions Clubes, do Programa Africano de Controlo da Oncocercose (APOC) e das comunidades afectadas (Ministério da Saúde, 2013, OMS, 2013). A estratégia consiste em administrar uma dose anual de ivermectina a toda a população elegível das aldeias meso e hiperendémicas de oncocercose através de tratamento dirigido à comunidade com ivermcetina (Molyneux e Davies, 1997).

O Tratamento Comunitário Dirigido com Ivermectina (CDTI) é uma abordagem segundo a qual os membros da comunidade são informados sobre a oncocercose e, em seguida, são autorizados a organizar-se e a escolher uma pessoa para fornecer o tratamento (Katabarwa et al., 2002). Os membros da comunidade, chamados Distribuidores de Medicamentos Dirigidos pela Comunidade (CDD), são selecionados pela comunidade em geral e formados por profissionais de saúde para efectuarem o recenseamento periódico dos agregados familiares, educarem para a saúde e tratarem os seus companheiros da comunidade. Os CDDs também são formados para gerir reacções secundárias menores e informar imediatamente a unidade de saúde mais próxima no caso de reacções graves. Os Distribuidores de Medicamentos Dirigidos pela Comunidade também recolhem dados sobre o tratamento e a utilização dos medicamentos. No caso do Uganda, os CDDs são normalmente Equipas de Saúde da Aldeia (VHTs) que fazem parte da estrutura do sistema de saúde do Ministério da Saúde. No Uganda, o programa está atualmente a ser executado em 31 distritos através da Administração de Medicamentos em Massa (MDA), complementada pela eliminação do vetor em algumas áreas viáveis. Estão a ser realizados programas de tratamento semestrais e anuais em 14 e 17 distritos, respetivamente. Com o apoio de parceiros, o Ministério da Saúde formou mais de 38.000 distribuidores comunitários de medicamentos e forneceu-lhes ivermectinas (MoH, 2013).

Antes de administrar a ivermectina, os membros da comunidade devem ser informados sobre a doença e as possíveis reacções adversas após a terapia, bem como sobre a disponibilidade de ajuda para quaisquer reacções adversas. As mães grávidas, as crianças com menos de 5 anos e as pessoas muito doentes não recebem o medicamento. A medição da altura é efectuada antes de o medicamento ser administrado (Taylor et al., 2006). Uma única dose anual de ivermectina não interrompe permanentemente a transmissão do parasita que causa a oncocercose, mesmo que se consiga uma elevada cobertura de tratamento. A distribuição do medicamento deve ser repetida durante 15 anos. Em locais altamente endémicos, a distribuição de ivermectina é feita semestralmente, enquanto que em locais pouco endémicos a distribuição é feita anualmente (Yankum et al., 2003).

Para eliminar o parasita, o tratamento deve continuar durante 15-20 anos, com uma adesão sustentada e uma cobertura comunitária de pelo menos 90% (Remme et al., 2006). Uma cobertura de tratamento de pelo menos 75% da população afetada pela oncocercose pode reduzir a prevalência da oncocercose de 52,0% para 0%. Isto só pode acontecer se a ivermectina tiver sido utilizada pela comunidade durante pelo menos 15 anos e se o nível de adesão for superior a 70% (Tekle et al., 2012). Juntamente com a cobertura, a adesão foi considerada um fator importante para o sucesso do programa, através da garantia de uma redução adequada da transmissão do parasita, o que resulta num bom grau de proteção (Boatin, 2008).

Foram necessários 15 anos para que o Programa Nacional de Controlo da Oncocercose (NOCP) do Uganda lançasse o plano de eliminação (MoH, 2013). Isto deveu-se ao facto de a fase adulta da *onchococerca volvulus*, o agente causador da oncocercose, viver 8-15 anos no corpo do hospedeiro e, por isso, a estratégia de eliminação só pode começar após 15 anos se houver um bom cumprimento por parte da comunidade (Lizotte-Waniewski, 2000).

Embora a taxa de cobertura se tenha revelado boa em alguns países, os estudos anuais de conformidade tornaram-se extremamente desejáveis. Isto porque, se a adesão for baixa, as pessoas que podem estar a albergar o parasita podem reinfectar outras que poderiam ter tido uma adesão elevada. Até à data, os relatórios publicados sobre a intervenção CDTI têm-se centrado principalmente na cobertura. Embora os relatórios sobre a cobertura da população sejam encorajadores em diferentes países no âmbito do APOC, apenas alguns estudos se centraram na adesão ao tratamento anual com ivermectina (Amazigo et al., 2007) e, no entanto, o sucesso de um programa para eliminar a oncocercose depende em grande medida da sua capacidade de alcançar e manter níveis elevados de adesão e cobertura com a administração maciça de medicamentos (MDA).

O cumprimento a longo prazo do tratamento com ivermectina por todos os membros elegíveis da comunidade em áreas endémicas de oncocercose é fundamental para eliminar a oncocercose. Há muito pouca informação sobre o nível de adesão à ivermectina e os factores associados, e mesmo a perceção da comunidade em relação ao tratamento com ivermectina para a oncocercose é ainda escassa, apesar dos muitos casos de oncocercose no distrito de Gulu. Por conseguinte, o estudo documentou a cobertura da distribuição de ivermectina, o nível de cumprimento, os factores associados e a perceção das pessoas relativamente ao tratamento com ivermectina para a oncocercose no distrito de Gulu.

CAPÍTULO 2
REVISÃO DA LITERATURA

2.1 Biologia da doença

A oncocercose (ou cegueira dos rios) é uma doença parasitária causada pelo verme filarial Onchocerca volvulus. O homem é o único reservatório animal conhecido. O vetor é uma pequena mosca negra da espécie Simulium. A mosca negra reproduz-se em águas bem oxigenadas e, por conseguinte, está principalmente associada a rios onde há água de fluxo rápido, interrompida por cataratas ou vegetação. Todas as populações estão expostas se viverem perto dos locais de reprodução e os sinais clínicos da doença estão relacionados com a quantidade de exposição e o período de tempo que a população está exposta (Weldegebreal et al., 2014).

Nas zonas de elevada prevalência, os primeiros sinais surgem na pele, com prurido crónico que conduz a infecções e alterações cutâneas crónicas. A cegueira começa lentamente, com uma diminuição crescente da visão, levando muitas vezes à perda total da visão em jovens adultos, no início dos seus trinta anos, altura em que deveriam estar mais produtivos e em que, consequentemente, os seus filhos são obrigados a estar permanentemente ao seu lado para os acompanhar. Outros efeitos incluem a epilepsia e o atraso de crescimento, que são novamente mais evidentes nas comunidades com elevada prevalência (OMS, 2013).

2.2 Epidemiologia da doença

A doença encontra-se sobretudo em África, mas também na América Latina e no Iémen. É provável que a doença nas Américas tenha sido trazida de África por pessoas infectadas durante o tráfico de escravos e que tenham encontrado moscas Simulium diferentes, mas que, mesmo assim, foram capazes de transmitir a doença. Em África, mais de 100 milhões de pessoas estão em risco de contrair a infeção em 30 países a sul do Sara. No entanto, um mapeamento mais aprofundado da doença em áreas não abrangidas pelo Programa de Controlo da Oncocercose (PCO) mostrou que há mais pessoas infectadas nessas áreas do que se pensava; o número total de pessoas infectadas está agora estimado em 37 milhões (Uche et al., 2016). No seu auge, a cegueira dos rios afectou 35 distritos do Uganda, colocando em risco 3,5 milhões de pessoas. O Uganda conseguiu interromper a transmissão da oncocercose em 8 das 18 áreas localizadas (focos) endémicas da doença. De acordo com o Sexto Comité Consultivo de Peritos em Oncocercose do Uganda, composto por peritos nacionais e internacionais, que se reuniu no Uganda de 6 a 8 de outubro de 2008, a Comissão Europeia está a trabalhar no sentido de melhorar a qualidade de vida das pessoas.

Atualmente, em agosto, mais de 1,5 milhões de ugandeses em 6 focos já não correm o risco de contrair esta doença debilitante (OMS, 2013).

2:3 Medidas de controlo actuais

O Programa Africano de Controlo das Oncocercárias foi criado para apoiar o controlo das oncocercárias em toda a África. O programa fornece apoio técnico e financeiro a diferentes países. Foram criadas estruturas que apoiam a distribuição de medicamentos com a comunidade e que são designadas por Distribuidores de Medicamentos Dirigidos pela Comunidade. Estes distribuem ivermectina a todos os membros da comunidade que vivem em locais com risco de oncocercose. Em muitos países de África, a administração de medicamentos em massa era bianual, mas ultimamente a frequência foi reduzida para uma vez por ano (Uche Amazigo et al., 2016)

2.4 Abordagens utilizadas na administração de medicamentos em massa

2.4.1 Distribuição de ivermectina por trabalhadores de saúde de equipas móveis

Em 1987, os fabricantes do medicamento - Merck & Co., Inc. - comprometeram-se a fornecer gratuitamente um abastecimento ilimitado de ivermectina a todas as pessoas em risco de oncocercose e durante o tempo que fosse necessário. Com os fornecimentos de medicamentos assegurados, o desafio para os programas de controlo da oncocercose consistia em encontrar uma forma de administrar o tratamento às pessoas que dele necessitavam e de o manter durante um período suficientemente longo para conseguir controlar a doença (OMS).

A primeira abordagem utilizada na distribuição de ivermectina para administração em massa do medicamento foi feita por uma equipa móvel de profissionais de saúde. Os profissionais de saúde da equipa móvel mobilizaram a comunidade através da rádio e dos seus líderes comunitários. Marcavam datas e horas para as suas visitas depois de informarem a comunidade sobre o seu programa. Ao chegarem ao local de distribuição do medicamento, distribuem a ivermectina. Esta abordagem foi utilizada para distribuir ivermectina em muitas partes de África durante mais de três anos. No entanto, descobriu-se que a abordagem não era boa porque a cobertura era muito baixa (Zinia T Nujum et al., 2012).

Durante a distribuição da equipa móvel, muitas pessoas não receberam o medicamento, especialmente os idosos e os deficientes que não podiam andar muito. Na maioria dos casos, os locais de distribuição também eram poucos, para que o projeto fosse rentável. No entanto, houve uma mudança de política em que a abordagem dispendiosa das equipas móveis foi abandonada e foi introduzida a abordagem do Tratamento Comunitário Dirigido com Ivermectina (CDTI). A única vantagem da abordagem de saúde móvel era o facto de os medicamentos serem distribuídos por um profissional de saúde com formação (Boatin, 2008).

2.4.2 Tratamento com Ivermectina dirigido à comunidade (CDTI)

Os profissionais de saúde do posto de saúde mais próximo trabalham com as comunidades e os seus líderes para identificar Distribuidores de Medicamentos Dirigidos pela Comunidade (CDDs). Os

CDDs identificados são então formados por profissionais de saúde que já foram formados pelos Formadores Centrais. Os CDDs recém-formados realizam um recenseamento da sua comunidade e registam-no num livro. Os resultados indicam aos CDDs quantos comprimidos de ivermectina são necessários. Toda a comunidade decide sobre as datas de distribuição da ivermectina. Os CDDs recolhem então os comprimidos de ivermectina no posto de saúde mais próximo, numa data previamente acordada com os profissionais de saúde.

Os CDDs monitorizam quaisquer reacções adversas e tratam os casos de reacções menores. Encaminham os casos difíceis ou graves para a unidade sanitária mais próxima. Os CDDs preenchem então os formulários de registo do tratamento e devolvem uma cópia desses formulários ao posto de saúde de onde recolheram a ivermectina. Os profissionais de saúde monitorizam os registos de tratamento durante as visitas às comunidades. A mudança para o CDTI resultou numa grande melhoria da cobertura da distribuição, que chegou a ultrapassar 80% da população total elegível (Boatin, 2008). No entanto, o desafio desta abordagem reside no facto de os CDD terem de receber formação contínua e, como não são pagos, tendem a relaxar na realização do seu trabalho (OMS).

2.5 Cobertura da distribuição da ivermectina

Brieger et al. efectuaram um estudo sobre a cobertura e o cumprimento da ivermectina na Nigéria e nos Camarões e concluíram que a cobertura média da população pela ivermectina após os primeiros três anos de distribuição foi de 70% em 2003, 70% em 2004 e 74% em 2005. A proporção de aldeias que atingiram o objetivo de 65% de cobertura nesses anos foi de 65%, 67% e 78%, respetivamente (Brieger et al., 2011).

Um estudo destinado a identificar factores no seio da comunidade que possam assegurar um tratamento sustentável com ivermectina dirigido à comunidade comparou a eficácia de estratégias concebidas pelo programa e concebidas pela comunidade em 37 aldeias na zona de Takum, na Nigéria. Os resultados mostram que a cobertura total média foi de 37,7, com uma variação entre 0 e 100%. Apenas cinco aldeias tinham uma cobertura superior a 60%. Nas aldeias onde a comunidade foi convidada a selecionar os seus próprios distribuidores, a cobertura foi mais elevada do que nas aldeias onde a comunidade recebeu distribuidores (Akogun et al., 2001).

Katabarwa et al constataram que a cobertura média da distribuição da população elegível é de 94% (intervalo de 37-100%) de 1996 a 2005 nas comunidades sentinela dos Camarões. No Uganda, as comunidades sentinela alcançaram uma cobertura média de 91,8% (variação de 74-100%) de 1994 a 2005.

A cobertura nas comunidades sentinela não foi diferente da de outras comunidades sob tratamento em massa nos distritos sentinela e noutros distritos afectados em ambos os países, que mantiveram uma cobertura média anual de tratamento da população elegível de pelo menos 85%. A cobertura mais baixa restringiu-se aos primeiros anos do programa, quando os programas de distribuição de ivermectina foram estabelecidos pela primeira vez. As informações dos registos mostram uma cobertura média anual de distribuição da população elegível de pelo menos 85%, com exceção de Kekem, nos Camarões (76,7%). A cobertura de distribuição mais elevada foi observada em 2005, com 99%, no distrito de Foumbot, nos Camarões, e no distrito de Nebbi, no Uganda, com coberturas médias de 98,3% (intervalo 85,7-100) e 93,0% (intervalo 92-100), respetivamente (Katabarwa et al., 2008).

2.6 Absorção de ivermectina

Wogu et al, que efectuaram um estudo em Edo, Estado da Nigéria, constataram que 147 pessoas (73,5%) receberam ivermectina durante o exercício anual de distribuição em massa. Apenas 117 pessoas (58,5%) dos 147 indivíduos que receberam ivermectina admitiram ter efetivamente tomado o medicamento. Das 117 pessoas que tomaram ivermectina, 60 (51,28%) eram do sexo feminino, enquanto 57 (48,72%) eram do sexo masculino. Dos 30 indivíduos a quem foi administrada ivermectina mas que não tomaram o tratamento, 13 (43,3%) eram do sexo feminino, enquanto 17 (56,7%) eram do sexo masculino. Além disso, 23 pessoas (76,6%) das trinta afirmaram que a ivermectina não tinha efeito ou não eliminava/curava os sintomas da doença; 5 indivíduos (16,6%) acharam que o período de tratamento era demasiado longo; e 2 indivíduos (6,6%) receavam reacções adversas. Estes indivíduos interromperam posteriormente o tratamento com ivermectina. No entanto, 53 inquiridos (26,5%) não receberam ivermectina durante o exercício anual de distribuição em massa de dose única, 27 indivíduos (50,94%) nesta categoria alegaram que estavam ausentes nessa altura. 11 pessoas (20,75%) alegaram que o distribuidor comunitário de medicamentos (CDD) omitiu os seus nomes da lista de tratamento (Wogu e Okaka, 2008)

Okeibunor et al verificaram que a toma de ivermectina no passado variava entre 92% nos Camarões e 99% no Uganda. No geral, 84,7% dos inquiridos tomaram ivermectina durante a última distribuição no Uganda, 29,9% na República Democrática do Congo (RDC) e 42,7% na Nigéria, que foram registados como os níveis mais baixos de consistência na toma de ivermectina. O absentismo foi a principal razão para a não administração de medicamentos. A falta de informação foi citada como um problema na RDC (21,6%) e na Nigéria (29%), enquanto o medo dos efeitos secundários foi um problema nos Camarões (17,9%) e no Uganda (20,3%). Verificou-se que a maioria das pessoas toma os medicamentos porque foi aconselhada a fazê-lo (81,5%). Poucos tomam os medicamentos devido a preocupações específicas, que incluem problemas de pele (25,8%) e visão deficiente (25,4%) (Okeibunor et al., 2011).

Brieger et al, que efectuou o seu estudo na Nigéria, descobriu que 9268, 68,6%, tinham tomado o medicamento na distribuição recentemente concluída. As razões mais comuns apresentadas para o facto de 2908 pessoas não terem tomado o medicamento foram o facto de a pessoa ser menor de idade (34,3%) ou de a pessoa estar ausente da aldeia durante a distribuição (34,9%). Outros 3,7% deram outras explicações, como o facto de a criança ter idade suficiente, mas não ser suficientemente alta, de a pessoa ter tomado o medicamento noutra comunidade e de haver falta de medicamentos. Entre os 4263 inquiridos que viviam em aldeias onde se realizava a distribuição central, 83,2% declararam ter tomado ivermectina. Em contrapartida, 75,0% dos 3598 que viviam em aldeias onde o medicamento era distribuído de casa em casa tomaram o medicamento. A cobertura foi menor (77,7%) entre os 4809 que tinham uma unidade de saúde no seu agrupamento do que entre os que não tinham (81,8% de 3068) (Brieger et al., 2002).

Ezeigbo et al descobriram que, dos 558 indivíduos entrevistados para determinar o seu nível de cumprimento, 306 (55,4%) tinham tomado o medicamento antes, enquanto 249 (44,6%) afirmaram que não tinham sido tratados antes. Apesar do tratamento ao longo do tempo, apenas 70 (22,7%) dos indivíduos tratados anteriormente eram altamente cumpridores, ou seja, aqueles que tinham sido tratados por 8 vezes ou mais. Duzentos e trinta e nove (77,3%) dos que tinham sido tratados anteriormente eram de baixa conformidade. A percentagem global de grandes consumidores nas comunidades incluídas na amostra era de apenas 12,6%. O resultado também revelou a faixa etária dos indivíduos que afirmaram não ter consumido a droga antes. Dos 249 indivíduos que não tinham tomado o medicamento antes, 90 (36,1%) têm idades compreendidas entre os 6 e os 11 anos; 51 (20,1%) têm idades compreendidas entre os 12 e os 24 anos, enquanto 108 (43,4%) têm 25 anos ou mais (Ezeigbo et al., 2013).

Brieger et al., que efectuou o seu estudo na Nigéria, verificou que as mulheres (47,1%) se encontravam nos grupos de elevado cumprimento em comparação com (41,7%) dos homens. As pessoas com 25 anos ou mais (adultos) eram mais cumpridoras (47,4%) do que os jovens (37,1%). Por último, a proporção de pessoas com elevado nível de cumprimento entre as minorias étnicas nas áreas de estudo era muito inferior (13,3%) à dos grupos maioritários (44,4%). Uma análise mais aprofundada revelou que os homens, os adultos e os que já tinham sido casados apresentavam taxas de cumprimento mais elevadas do que as mulheres, os jovens e os solteiros. O nível de escolaridade e o cristianismo foram associados negativamente ao cumprimento da lei, ao passo que pertencer ao grupo étnico maioritário da zona foi um fator positivo no que respeita à taxa de cumprimento. Embora o nível de escolaridade e o estatuto étnico pareçam ser os factores mais fortes associados ao cumprimento, em termos globais estas diversas variáveis sociodemográficas explicam apenas cerca de oito por cento da variação da taxa de cumprimento (Brieger et al., 2011).

2.7 Factores associados à adesão ao tratamento com ivermectina

2.7.1 Factores individuais

Foi realizado um estudo de caso-controlo na Etiópia e concluiu-se que cinco factores estavam associados à adesão, incluindo a perceção de risco elevado, o apoio da família, a perceção de que os distribuidores de medicamentos da comunidade estão a fazer bem o seu trabalho e a perceção de que a medição da altura é a melhor forma de determinar a dose de tratamento de uma pessoa (Yirga et al.,

2010).

Okeibunor et al descobriram que 84,7% das pessoas indicaram que o tratamento com ivermectina tem muitos benefícios. Os benefícios sociais do tratamento com ivermectina incluem a melhoria da capacidade de trabalho, a aceitação pelos pares e a melhoria da frequência escolar. Outros benefícios individuais incluíram auto-respeito / estima, eleição para cargos políticos e melhor relacionamento nas casas. Os benefícios para a saúde incluíram a melhoria da textura da pele e menos doenças. Os factores demográficos importantes que influenciaram a perceção dos benefícios de tomar ivermectina incluem o estado civil, a idade e o tempo de permanência em comunidades endémicas de oncocercose. Outro fator foi a perceção individual da suscetibilidade à infeção por oncocercose. Em geral, isto afecta a adesão ao tratamento com ivermectina para controlar a oncocercose (Okeibunor et al., 2011).

Breiger et al descobriram que a maioria dos inquiridos (90,9%) acreditava que a oncocercose era uma doença grave. Destes, 52,8% eram altamente cumpridores. Entre os que não classificaram a oncocercose como grave, apenas 30,0% eram altamente cumpridores. Mais de 90% dos inquiridos disseram que alguém os tinha encorajado a tomar ivermectina. Entre essas pessoas, 52,4% tinham uma elevada adesão, enquanto apenas 30,0% das que não foram encorajadas eram altamente cumpridoras. As acções tomadas para encorajar as pessoas incluíram alguém que lhes falasse dos benefícios através de visitas de casa em casa, mobilização da comunidade e passagem de informação quando o medicamento está disponível (Brieger et al., 2012)

Yirga et al descobriram que 55,3% das pessoas tinham pelo menos uma ideia errada sobre a causa da oncocercose. Há uma série de ideias erradas sobre os modos de transmissão, incluindo o contacto com uma pessoa infetada, a transmissão por via aérea, a partilha de panos e a transmissão sexual. Apenas 10% sabiam que a mosca negra, que se reproduz em rios e riachos de caudal rápido, é uma causa de transmissão. No geral, 88,2% dos inquiridos afirmaram que a oncocercose pode ser prevenida, dos quais 94,7% indicaram a utilização de medicamentos como meio de prevenção da oncocercose. Quase três quartos dos inquiridos, ou seja, 74,3%, classificaram a gravidade da oncocercose como elevada. Quase metade (48%) classificou a magnitude da oncocercose na sua aldeia como elevada, e 43,3% dos inquiridos afirmaram estar em risco elevado. Todos estes factores foram os principais responsáveis pela adesão ao tratamento com ivermectina (Yirga et al., 2010). Lakwo et al. verificaram que os conhecimentos sobre os sinais e sintomas da oncocercose na Tanzânia estavam fortemente associados à adoção e adesão à ivermectina (Lakwo T.L. e Gasarasi, 2006).

O principal fator associado à receção da ivermectina foi o facto de já a ter recebido anteriormente, e os comentários qualitativos sobre os efeitos secundários e as crenças sobre os medicamentos ortodoxos indicaram que as questões de preferências pessoais, não abordadas num inquérito sobre a cobertura dos agregados familiares, precisam de ser mais exploradas. Os resultados podem servir de orientação para reorientar os profissionais de saúde para a importância de promover a participação e a coesão entre todos os segmentos da comunidade, especialmente a inclusão das mulheres e dos grupos minoritários. A cobertura foi mais baixa (77,7%) entre os 4809 que tinham uma unidade de saúde no seu agrupamento do que entre os que não tinham (81,8% de 3068). Adeoye et al descobriram que a oncocercose era bem conhecida pelo seu nome local entre 91,6% dos inquiridos. Apenas 1,4% sabia que afectava tanto os olhos como a pele. A causa foi geralmente atribuída a sangue impuro por 22,8%, enquanto que a transmissão foi considerada como sendo através de fómites por 32,2%. Apenas 2,4% dos inquiridos atribuíram a doença à picada da mosca negra. O nível de educação e a associação da oncocercose a um rio foram significativamente elevados. Verificou-se uma atitude negativa em relação às pessoas que sofrem da doença, o que melhora a aceitação da ivermectina entre a comunidade (Adeoye et al., 2010)

Ndyomugyenyi et al descobriram que 71,9% das pessoas que consideravam a oncocercose uma doença grave e que acreditavam que o tratamento com ivermectina aliviava os sintomas eram altamente cumpridoras, em comparação com 37,7% que acreditavam que a oncocercose não era uma doença grave e que a ivermectina não aliviava os sintomas. Os que acreditavam que a ivermectina causava comichão eram 6,1% e 39,5%, respetivamente, dos que tinham um nível de adesão elevado e baixo. O estudo concluiu que o nível de adesão varia entre 20% e 74% em diferentes freguesias (Ndyomugyenyi et al., 2009).

2.7.2 Factores institucionais

De acordo com Rachel Cotton, há ainda um longo caminho a percorrer para se conseguir a erradicação da oncocercose. Estima-se que, de todos os medicamentos aprovados para distribuição, apenas 65-75% estão a chegar às pessoas que deles necessitam. A implementação e a investigação operacional sobre a forma de efetuar eficazmente a administração de medicamentos em massa devem ser uma prioridade. Mesmo quando os programas de controlo correm bem, podem ser rapidamente descarrilados por agitação política, catástrofes naturais como a super tempestade Haiyan, ou mesmo epidemias como o atual surto de Ébola, que sobrecarregou os sistemas de saúde existentes na Libéria e na Serra Leoa.

Navneet et al, que efectuou um estudo sobre os desafios do MDA na Indonésia, constatou que existem muitos desafios institucionais. Verificou que quase 60% dos CDD não recebem os medicamentos a tempo, afectando assim a distribuição dos medicamentos à população. Durante o MDA, deparámo-nos com dificuldades de acesso e de persuasão da população de doentes para que tomassem os medicamentos. As actividades de promoção da saúde que apoiam o tratamento têm de ser adaptadas e repetidas, com tempo e recursos adequados para aceder e comunicar com as populações locais seminómadas (Navneet e Jacob, 2010)

Na Etiópia, Weldegebreal et al verificaram que a educação sanitária estava a ser conduzida pelo pessoal do centro de saúde e pelos CDD. Isto levou a uma redução das ideias erradas sobre a ochocercose. No entanto, 356 (88,8%) tinham pelo menos uma ideia errada sobre o agente causador da oncocercose. Em contrapartida, 75,0% dos inquiridos que viviam em aldeias onde o medicamento era distribuído de casa em casa tomaram o medicamento. A cobertura foi menor (77,7%) entre os 4809 que tinham uma unidade de saúde no seu agrupamento do que entre os que não tinham (81,8% de 3068) (Brieger et al., 2002). Quinze pessoas (28,3%) rejeitaram o medicamento por não conhecerem os benefícios da ivermectina. A maioria (95,5%) considerou o CDTI um programa muito útil O conhecimento da causa da oncocercose é também um fator de promoção da adesão (Weldegebreal et al., 2014)

No seu estudo recente no Uganda, o programa de administração de medicamentos em massa enfrentou as dificuldades típicas da distribuição e da entrega efectiva dos medicamentos, bem como problemas para convencer os adultos da segurança e da necessidade da terapia por parte dos educadores de saúde. Também há desafios de logística, especialmente quando chega a altura da distribuição. Os autores concluíram que a expansão das componentes educativas e informativas do programa e o estabelecimento de um plano de comunicação e de gestão logística bem articulado com as populações locais teriam melhorado o sucesso do programa (Adel e Zerhouni, 2009).

2.7.3 Factores comunitários

Waggbatsoma et al, que efectuou o seu estudo na Nigéria sobre a atitude em relação ao tratamento com ivermectina, descobriu que se acreditava que os nódulos de Onchocerca eram coágulos sanguíneos, que a pele de leopardo era considerada cicatriz de feridas e cortes acidentalmente adquiridos durante a atividade agrícola e que a virilha pendente era considerada uma hérnia. Este tipo de crença afecta a resposta da comunidade ao tratamento com ivermectina, o que resulta numa baixa adesão ou na ausência de adesão (Wagbatsoma e Aisien, 2004)

Omolade et al estudaram a oncocercose entre as mulheres no ecótipo rural da savana da Guiné em

Nigéria e descobriu que 60% das mulheres não sabiam a causa da oncocercose, 23,3% citaram Deus e 16,6% disseram que era um sinal de envelhecimento. 35% das inquiridas não consideram a oncocercose uma doença grave e, por isso, não cumprem o tratamento com ivermectina. A sua crença, devido à falta de conhecimentos sobre a oncocercose, afecta a adesão ao tratamento da oncocercose com ivermectina (Omolade et al., 2009)

Wogu et al, que efectuou o seu estudo na Nigéria, verificou que 58,5% dos indivíduos preferiam tomar o medicamento ivermectina, enquanto os restantes optavam pelo método de tratamento tradicional local, apesar de terem oncocercose. Estas são algumas das crenças e cultura da comunidade que afectam a aceitação da ivermectina nessa parte da Nigéria (Wogu e Okaka, 2008).

CAPÍTULO 3

DECLARAÇÃO DO PROBLEMA, JUSTIFICAÇÃO E
QUADRO CONCEPTUAL

3.1 Declaração do problema

A oncocercose continua a ser um grande problema no distrito de Gulu, apesar da administração maciça de medicamentos. O departamento distrital de saúde de Gulu descobriu que 83,1% dos casos de síndrome de nodding e 31,3% dos controlos tinham vermes microfilarídeos com sinais e sintomas de oncocercose (DHO-Gulu, 2013), apesar da administração maciça de medicamentos contra a oncocercose durante mais de dez anos. Uma das melhores formas de controlo da oncocercose é através da administração maciça de medicamentos com uma taxa de adesão de pelo menos 80% e um elevado nível de cumprimento (Borsboom et al., 2003). Há mais de dez anos que a população do distrito de Gulu tem vindo a receber a administração maciça de ivermectina para controlo da oncocercose, mas a adesão e o cumprimento do tratamento com ivermectina por parte da população não estão bem documentados.

A distribuição de ivermectina é feita pelas equipas de saúde das aldeias. Muitas destas VHTs não têm registos e mesmo as que têm registos, algumas não os utilizam bem. Devido ao escasso apoio financeiro, as VHTs não estão a realizar bem o seu trabalho (MOH, 2009). No ano fiscal de 2013/2014, o relatório do gabinete distrital de saúde de Gulu mostra que apenas 41% da população elegível tomou ivermectina (DHO-Gulu, 2014). O relatório sobre a utilização do Gabinete Distrital de Saúde de Gulu mostra uma utilização de 41%. Este relatório sobre a adesão foi obtido através das Equipas de Saúde das Aldeias (VHT), que não estão bem motivadas para trabalhar e, por isso, há uma grande probabilidade de o número não estar correto (DHO-Gulu, 2014).

O município de Gulu tem a taxa de adesão mais baixa, com menos de 21%, em comparação com outros municípios como Omoro e Aswa (DHO-Gulu, 2014). Não há informações claras sobre a razão pela qual a adesão é baixa nem sobre o nível de cumprimento

É provável que a oncocercose continue a ser endémica em Gulu se poucas pessoas fizerem o tratamento. Também se observou que mesmo os poucos que tomam ivermectina não cumprem os seus horários de tratamento. A oncocercose é a segunda principal causa de cegueira no mundo. Provoca uma doença de pele feia com despigmentação e comichão grave e incessante (Basanez et al., 2006). Os estudos sobre o impacto económico dos doentes com oncocercose têm geralmente despesas de saúde consideravelmente elevadas e uma capacidade de geração de rendimentos reduzida em comparação com as pessoas não infectadas. Verificou-se que as crianças de agregados familiares com oncocercose correm um risco significativamente maior de abandono escolar (Ashford et al., 1998). Isto significa que a doença afecta geralmente toda a gente na comunidade.

Estima-se que trinta e sete milhões de pessoas estejam infectadas com onchocerca volvulus, o agente causador da oncocercose em África. Consequentemente, estima-se que os anos de vida ajustados em função da incapacidade (DALY) perdidos por ano devido à oncocercose sejam de 1,49 milhões. As estimativas actuais de DALY têm em conta a cegueira, a deficiência visual e o prurido oncocercal devido a doenças de pele, mas não têm em conta o excesso de mortalidade significativo devido a infecções graves com onchocerca volvulus (Little et al., 2004)

O Ministério da Saúde do Uganda tentou melhorar a utilização e o cumprimento da ivermectina, fornecendo materiais de IEC sobre a oncocercose, mas o impacto de todos estes esforços não é conhecido. A administração maciça de medicamentos está em curso há mais de dez anos, mas as informações sobre o nível de adesão da população do distrito de Gulu não estão bem documentadas. Isto afecta a orientação da decisão no planeamento da intervenção.

Por conseguinte, o estudo investigará informações sobre a aceitação, o nível de cumprimento e os factores associados. As informações obtidas a partir do estudo serão, portanto, utilizadas para orientar o planeamento de uma melhor administração de medicamentos em massa no distrito de Gulu.

3.2 Justificação do estudo

A oncocercose manteve-se endémica em Gulu, apesar da administração maciça de ivermectina durante mais de 10 anos. Este estudo determinou a adesão e o nível de cumprimento da ivermectina e os factores associados a essa adesão. A informação será utilizada pelo distrito de Gulu e pelo Ministério da Saúde do Uganda para reforçar a administração maciça de medicamentos.

3.3   Quadro concetual

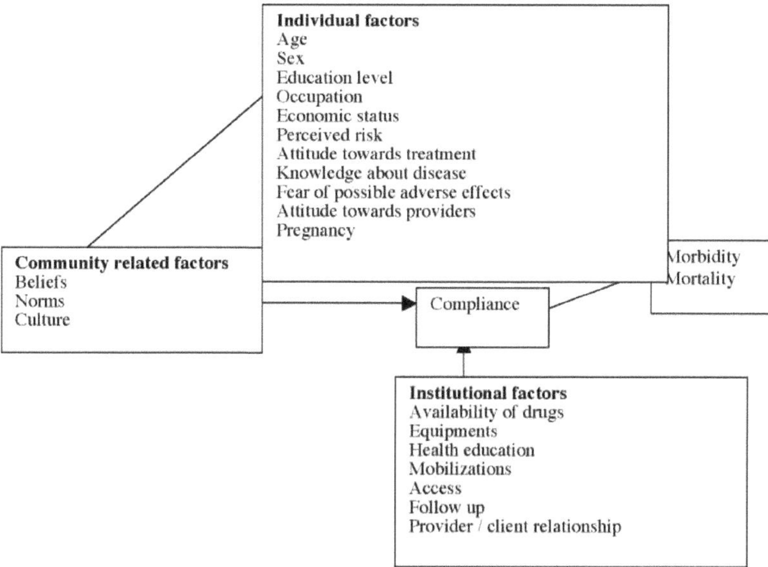

Adotado do modelo de Andersen e Newman (Andersen, 1995)

NARATIVAS

O quadro concetual foi adotado do modelo de Andersen e Newman de aceitação das intervenções de saúde

Factores institucionais

Isto está relacionado com a forma como os profissionais de saúde interagem com os doentes para que tomem os medicamentos. Se o prestador de cuidados de saúde educar os doentes sobre a importância de tomar e seguir os horários dos medicamentos, haverá uma grande probabilidade de o doente os cumprir.

Cumprimento das consultas: Se as consultas forem seguidas pelo prestador de cuidados de saúde, haverá grandes probabilidades de o doente cumprir o tratamento.

Educação sanitária dos doentes: Se, durante a distribuição dos medicamentos, for ministrada educação para a saúde e for realçada a importância da adesão, há grandes probabilidades de se conseguir uma boa adesão.

Disponibilidade de medicamentos: Foi perguntado aos inquiridos se os medicamentos estavam disponíveis em todo o lado.

Factores sócio-demográficos e relacionados com a pessoa

Trata-se de factores relacionados com a personalidade individual e também com as suas caraterísticas demográficas **Conhecimento da doença**: se uma pessoa conhece bem a doença, ou seja, como se propaga, como a controla e qual a gravidade da doença, e se sente em risco, então é muito provável que essa pessoa cumpra o tratamento

Suscetibilidade às doenças: se uma pessoa sabe muito bem que é suscetível às doenças, então levará o tratamento a sério e cumprirá a administração de medicamentos em massa ou qualquer que seja o caso.

Gravidade da doença: Se a doença for muito grave, então a adesão ao tratamento será efectiva, mas se as pessoas não considerarem que a doença é grave, a adesão pode ser baixa **Efeito adverso da medicação**: Se os medicamentos tiverem algum efeito adverso, há grandes probabilidades de o doente não aderir ao tratamento devido ao receio dos seus efeitos secundários.

A perceção da doença: Este aspeto também pode afetar a adesão à medicação, especialmente se as pessoas não considerarem a doença em causa como um problema de saúde grave, então a adesão ao tratamento pode ser baixa.

Factores relacionados com a comunidade

Crenças: O que a comunidade considera ser verdade em resultado da sua perceção
Normas: Esta é uma prática adoptada como parte da comunidade
Cultura: É o que a comunidade pratica há muito tempo e considera-o como algo único para si

3.4 Questões de investigação

  i.   Qual é a cobertura da distribuição de ivermectina para o controlo da oncocercose no distrito de Gulu?

  ii. Qual é o nível de cumprimento do tratamento com ivermectina durante o tratamento em massa no distrito de Gulu?

  iii. Que factores individuais estão associados ao cumprimento do tratamento com ivermectina entre as pessoas que vivem no distrito de Gulu?

  iv. Que factores comunitários estão associados ao tratamento em massa de ivermectina para controlo da oncocercose no distrito de Gulu?

  v.   Que factores institucionais estão associados ao tratamento com ivermectina no distrito de Gulu?

CAPÍTULO 4

OBJECTIVOS DO ESTUDO

4.1 OBJECTIVO GERAL

Avaliar a cobertura da distribuição, a aceitação e os factores associados ao cumprimento do tratamento com ivermectina para o controlo da oncocercose no distrito de Gulu, de modo a desenvolver uma estratégia que promova o cumprimento sustentado a longo prazo, a fim de obter êxito no controlo da oncocercose.

4.2 OBJECTIVOS ESPECÍFICOS

i) Estimar a cobertura da ivermectina distribuída para o controlo da oncocercose nos três últimos ciclos de distribuição no distrito de Gulu

ii) Determinar o cumprimento do tratamento com ivermectina durante os ciclos de tratamento em massa no distrito de Gulu.

iii) Identificar os factores individuais associados ao cumprimento do tratamento com ivermectina entre a população do distrito de Gulu

iv) Determinar os factores comunitários associados ao cumprimento do tratamento com ivermectina no distrito de Gulu

v) Determinar os factores institucionais associados ao tratamento com ivermectina no distrito de Gulu

CAPÍTULO 5

METODOLOGIA

5.1 Área de estudo

O estudo foi efectuado no distrito de Gulu, situado no Norte do Uganda. O distrito faz fronteira com o distrito de Amuru, a oeste, com o distrito de Lamwo, a nordeste, com o distrito de Pader, a leste, com Lira, a sudeste, e com o distrito de Oyam, a sul. O distrito tem uma população de 443733 habitantes (UBOS, 2014). Existem 1045 Equipas de Saúde da Aldeia (VHT) formadas na comunidade, actuando como ligação entre a comunidade e as 70 unidades de saúde (GDLG, 2014). A área total de terra é de 3.449,08 quilómetros quadrados (1,44% do tamanho da terra do Uganda).96,7 quilómetros quadrados, (0,8%) são águas abertas com dois rios principais que são Aswa e Tochi. O distrito é composto por três (3) condados que são equivalentes aos 3 HSDs de Aswa, Omoro e Município de Gulu. Há um total de 16 governos locais inferiores (12 sub-condados e 4 divisões). Existem 70 paróquias e 293 aldeias.

A principal atividade económica é a agricultura, que emprega 80% (GDLG, 2014) da população, com um bom mercado entre as fronteiras de Gulu e do Sudão. A principal fonte de financiamento do distrito são as subvenções do governo central e dos doadores.

5.2 População estudada

A população do estudo incluía pessoas com idade igual ou superior a 12 anos que viviam nas aldeias incluídas na amostra no distrito de Gulu

Critérios de inclusão

Pessoas que tenham permanecido nas aldeias incluídas na amostra no distrito de Gulu durante pelo menos 2 anos. Considerou-se dois anos porque a administração de medicamentos em massa não é feita atempadamente, embora seja suposto ser feita de seis em seis meses.

As pessoas que consentiram em participar no estudo através do consentimento informado

Critérios de exclusão

Mães que estavam grávidas durante qualquer uma das rondas do MDA

Os que tinham menos de 7 anos de idade Último ciclo do MDA realizado em outubro de 2014 A recolha de dados foi efectuada em maio de 2015)

Pessoas com problemas de saúde graves

As pessoas que o assistente de investigação não conseguiu localizar após três visitas ao seu domicílio

5.3 Conceção do estudo

Trata-se de um estudo transversal em que foram recolhidos dados quantitativos e qualitativos.

Onde:

5.4 Determinação da dimensão da amostra para o estudo quantitativo

O relatório do Gabinete de Saúde do Distrito de Gulu estima que a adoção da ivermectina é de 41% no distrito (DHO-Gulu, 2014). A dimensão da amostra foi determinada utilizando o método de cálculo da dimensão da amostra de Bennett (Bennett et al., 1991). Este foi um teste bilateral com um intervalo de confiança de 95% e um nível de significância de 5%.

$$C = \frac{P(1 - P)D}{S^2 b}$$

C = é o número de agrupamentos necessários (neste estudo, os agrupamentos serão aldeias e serão selecionadas C aldeias entre as 103 aldeias da área de estudo)

P = é a absorção de ivermectina =41% no distrito de Gulu (DHO-Gulu, 2014)

S = é o nível de precisão 0,032 (Turner, 2003). Foi adotado o nível 0,032 porque o estudo é semelhante ao que Turner et al utilizaram

b = 7 (é o número médio estimado de inquiridos que pode ser convenientemente amostrado por um Assistente de investigação num dia, (Baker et al., 2013)

D= é o efeito de projeto = 1+ (b-1)roh

Onde roh= taxa de homogeneidade

Taxa de homogeneidade (roh) = correlação intra-cluster.

roh= 0,1 de acordo com a investigação anterior de (Bennett et al., 1991)

D= 1+ (7 -1)*0.1 = 1.6

Portanto, substituindo na fórmula:

C = $\dfrac{0.41*(1\text{-}0.41)* 1.6}{0.032^2 * 7}$

= 54 aldeias ou agrupamentos

Por conseguinte, a dimensão da amostra foi = 7*54 = 378 inquiridos.

Ajustamento para nenhum inquirido

N = $\dfrac{n}{1\text{-}NR}$

N= Dimensão da amostra após ajustamento n = Dimensão da amostra antes do ajustamento NR = Proporção de não inquiridos n = 378

NR = 10% (Baker et al., 2013)

N = 1-NR

N = $\dfrac{378}{1\text{-}0.1}$

N= 420 inquiridos

Dimensão da amostra para o estudo qualitativo

Foram realizadas quatro entrevistas com informadores-chave entre os Distribuidores Comunitários de Medicamentos e a Pessoa Focal Distrital de Onchocerciaisis que coordena o programa de administração de medicamentos em massa. Foram realizadas quatro discussões de grupos de discussão nas aldeias onde foram efectuadas entrevistas a informadores-chave. Tanto as zonas urbanas como as rurais tiveram dois grupos de discussão e entrevistas a informadores-chave.

5.5 Processo de amostragem

O condado de Omoro e o município de Gulu foram selecionados propositadamente entre os condados do distrito de Gulu. Tal deveu-se ao facto de o condado de Omoro ser uma zona rural com muitos ribeiros e dois rios que constituem um bom terreno de reprodução para a mosca negra e que, provavelmente, poderia ter uma prevalência mais elevada de oncocercose em comparação com o município de Gulu, que é uma zona urbana. O município de Gulu, sendo uma zona urbana, difere do condado de Omoro em termos de estatuto socioeconómico. A lista de 120 aldeias nos dois condados foi obtida da Unidade de Planeamento do distrito. As aldeias nos sub-condados/divisão formaram grupos para o estudo. Os nomes dos 120 agrupamentos (aldeias) foram escritos em papéis dobrados e depois 54 aldeias foram escolhidas aleatoriamente. A lista de agregados familiares foi obtida do Conselho Local Um (LCI), líder eleito de uma aldeia. Os agregados familiares incluídos no estudo foram selecionados utilizando a técnica de amostragem sistemática, obtendo uma lista de todos os agregados familiares de uma aldeia ou célula junto do conselho local um (chefe eleito de uma aldeia ou célula). Foi calculado um intervalo de amostragem dividindo o número total de agregados familiares na aldeia ou célula por sete (número de inquiridos por grupo) em todas as aldeias e células. No início, foi selecionado aleatoriamente um agregado familiar da lista de agregados familiares utilizando uma tabela de números aleatórios. Subsequentemente, cada i-ésimo agregado familiar foi selecionado da lista até se atingir a dimensão da amostra da aldeia/célula. No caso de a lista de agregados familiares da aldeia não estar disponível, o Presidente do LC1 ajuda o Assistente de Investigação a desenhar um mapa da aldeia e a localizar o centro dessa aldeia. O Assistente de Investigação seleciona então o primeiro agregado familiar girando um lápis enquanto se encontra no centro da aldeia e toma essa direção. Depois de o primeiro agregado familiar ter sido entrevistado, saltam-se intervalos de três agregados familiares e a recolha de dados prossegue até ser selecionado o sétimo agregado familiar. Os assistentes de investigação conseguiram que 47 LC1 tivessem uma lista preparada de agregados familiares, enquanto os restantes não a tinham. Nas sete aldeias que não dispunham de uma lista preparada, os assistentes de investigação tiveram de se orientar por uma bússola. Nos casos em que os inquiridos selecionados se recusaram a participar, esses agregados familiares também são ignorados e o agregado familiar seguinte é avaliado. Este processo

O processo prosseguiu até ao recrutamento do número necessário de inquiridos. Nos casos em que havia mais do que um inquirido elegível, os nomes dos inquiridos eram listados com números e era utilizada uma tabela de números aleatórios para selecionar aleatoriamente um inquirido do agregado familiar. A recolha de dados foi efectuada através de entrevistas presenciais, utilizando um questionário estruturado pré-testado, administrado por assistentes de investigação com formação.

5.6 Variáveis do estudo

5.6.1 Dependente

(i) **Cobertura da distribuição de ivermectina:** Esta cobertura foi medida pelo número de pessoas que declararam ter acesso à ivermectina para controlo da oncocercose, independentemente de a engolirem ou não

(ii) **Absorção de ivermectina:** Foi medida pelo número de pessoas que tiveram acesso à ivermectina para controlo da oncocercose e a ingeriram

(iii) **Nível de cumprimento do tratamento:** Foi medido pelo número de pessoas que tomam ivermectina de seis em seis meses (plano de tratamento)

5.6.2 Variáveis independentes

(1) Factores individuais

Sexo (masculino ou feminino), idade em anos completos, estado civil: casado ou solteiro (os inquiridos que estão em união de facto foram tratados como casados), ocupação (trabalho que alguém faz no dia a dia), nível de ensino mais elevado (nenhum, primário completo, primário incompleto, nível O incompleto, nível O completo, nível A, instituição superior de ensino e universidade), residência (rural ou urbana). Neste estudo, o município de Gulu foi considerado urbano, enquanto qualquer zona fora do município de Gulu foi considerada rural. O estatuto socioeconómico foi medido pelo tipo de casa utilizada pela pessoa e pelos artigos domésticos dos inquiridos. O índice de riqueza foi então calculado com base na informação recolhida

Conhecimento da forma como a oncocercose se propaga: Perguntou-se aos inquiridos como é que a oncocercose se propaga e, se um inquirido declarar que a oncocercose se propaga através de picadas de moscas negras, então tem conhecimento, mas qualquer outra declaração significa que o inquirido não sabe como é que a oncocercose se propaga.

Conhecimentos sobre sinais e sintomas de oncocercose; foi pedido aos inquiridos que mencionassem sinais e sintomas de oncocercose. Se a pessoa mencionasse pelo menos um sinal, era considerada conhecedora. Aqueles que não foram capazes de mencionar um único sinal foram considerados não conhecedores.

Suscetibilidade/perceção de risco: Foi perguntado aos inquiridos se consideram que correm o risco de contrair oncocercose. Se responderem sim, estão em risco, enquanto que não significa que não estão em risco

Medo de efeitos secundários: Foi perguntado aos inquiridos se alguma vez tiveram efeitos secundários ao tomar ivermectina

Atitude em relação aos prestadores de serviços: Pediu-se aos inquiridos que classificassem o desempenho do prestador de serviços e se achavam que deviam ser substituídos e provavelmente quem os devia substituir **Mobilização:** Perguntou-se aos inquiridos se normalmente são mobilizados ou informados antes da distribuição dos medicamentos.

Conhecimentos sobre a adesão para um resultado efetivo: Perguntou-se aos inquiridos se alguma vez tinham sido aconselhados ou sensibilizados para a importância da adesão à toma de ivermectina

Factores institucionais

Disponibilidade de medicamentos: Esta medida é feita diretamente, perguntando aos inquiridos se os medicamentos estavam disponíveis durante o período de distribuição

Educação sanitária: Perguntou-se aos inquiridos se o distribuidor de medicamentos da sua comunidade alguma vez lhes tinha falado sobre a oncocercose antes da distribuição da ivermectina. Considera-se que os inquiridos que afirmaram que sim receberam educação sanitária, enquanto os que afirmaram que não receberam educação sanitária.

Acompanhamento de compromissos: Foi perguntado aos inquiridos se o CDD segue as marcações que faz com os membros da comunidade

5.7   Procedimento de recolha de dados

5.7.1   Formação de assistentes de investigação

Foi feita uma visita preliminar ao local e realizou-se uma reunião com os chefes dos sub-condados e o presidente do LCIII dos sub-condados selecionados. Foram recrutados e formados assistentes de investigação com experiência na recolha de dados. A formação dos assistentes de investigação foi efectuada durante dois dias. O primeiro dia foi dedicado à análise dos questionários e o segundo dia foi dedicado aos testes de campo e às correcções. A formação foi realizada na sala de reuniões do gabinete distrital de saúde de Gulu. Os questionários foram traduzidos para Luo por uma pessoa e outra pessoa traduziu-os de novo.

5.7.2   Recolha de dados

5.7.2.1   Recolha de dados qualitativos

Para avaliar a perceção da comunidade, foi utilizado o método de investigação qualitativa para recolher dados. Isto deve-se ao facto de o método de recolha de dados qualitativos ser flexível e recolher informações a partir da perspetiva das pessoas que estão no terreno. Foram realizadas quatro discussões em grupos de discussão, duas na zona urbana e duas na zona rural. Foram realizadas cinco Entrevistas com Informadores-Chave; quatro foram realizadas entre os CDDs nas aldeias onde se realizaram as discussões dos grupos de discussão. A Pessoa Focal Distrital de Onchocerciaisis foi também um informador-chave. Em todos os casos, os grupos de discussão eram constituídos por 10 participantes de um grupo etário semelhante. Os informadores-chave entrevistados eram CDDs selecionados das aldeias onde se realizaram as discussões dos grupos de discussão. Os CDDs são considerados actores-chave no controlo da oncocercose nas suas comunidades e, por isso, foram envolvidos devido aos seus bons conhecimentos sobre a aceitação e o cumprimento do tratamento com ivermectina. A entrevista a informadores-chave investigou a atitude da comunidade, os desafios do tratamento em massa e o caminho a seguir. As discussões dos grupos de centragem exploraram os conhecimentos sobre a oncocercose, os seus sinais e sintomas, os modos de transmissão, o tratamento, as crenças atitudinais em relação ao tratamento com ivermectina, as consequências e os factores para a aceitação da ivermectina para o controlo da oncocercose.

Para os informadores-chave, foram utilizados calendários de entrevista pré-concebidos e pré-testados. Tanto as discussões em grupo como as entrevistas aos informadores-chave foram efectuadas em Luo, que é a língua local da população.

5.7.2.2 Recolha de dados quantitativos

Para avaliar a aceitação, o cumprimento do tratamento com ivermectina e os seus factores associados, foram recolhidos dados quantitativos. Para o efeito, foram administrados questionários semi-estruturados. Os questionários semi-estruturados foram utilizados para recolher informações sobre as caraterísticas sociodemográficas dos inquiridos e os factores associados à utilização da ivermectina. Os assistentes de investigação deslocaram-se de um agregado familiar para outro.

5.7.2.3 Pré-teste da ferramenta

O instrumento foi pré-testado noutro sub-condado que não foi incluído na amostra do estudo e foram feitos todos os ajustamentos necessários. Isto foi feito para garantir que a conceção do estudo era adequada e que o instrumento era válido e fiável.

5.7.2.4 Edição de dados de campo

O investigador principal supervisionou de perto a recolha de dados e verificou a coerência, a exatidão e a exaustividade das informações. As anomalias foram corrigidas em consulta com os assistentes de investigação.

5.8 Gestão e análise de dados

5.8.1 Gestão de dados

No final de cada dia de recolha de dados, foi realizada uma reunião entre o Investigador Principal e os Assistentes de Investigação. O principal objetivo era obter feedback de ambas as partes sobre o progresso do exercício de recolha de dados e rever os dados. Todos os questionários de cada dia foram revistos pelo Investigador Principal e pela sua equipa para identificar e tratar de quaisquer anomalias, como dados em falta. Se fosse identificada alguma anomalia, o entrevistador recebia um feedback na reunião do dia seguinte e, se a informação em falta ou qualquer outra anomalia não pudesse ser recuperada, o inquirido era novamente contactado. Todos os questionários preenchidos e outros materiais de recolha de dados foram colocados num recipiente à prova de água e transportados para armazenamento pelo investigador principal. Os registos foram depois guardados a sete chaves para garantir a sua confidencialidade.

5.8.2 Análise de dados quantitativos

5.8.2.1 Análise de dados quantitativos

Os dados Epi-data limpos foram exportados para o software STATA 12. Foram utilizadas tabelas de frequência e proporções para descrever as caraterísticas da população em estudo.

A estatística descritiva foi utilizada para obter frequências, médias e desvios-padrão para descrever as caraterísticas dos inquiridos.

1st O objetivo foi analisado através do cálculo do número total de pessoas que tomaram ivermectina por via oral e dividido pelo número total de pessoas que participaram no inquérito.

Uptake =

$$\text{Uptake} = \frac{\text{Total number of people who took ivermectin in the last round}}{\text{Total number of people who participated in the quantitative survey}} \times 100\%$$

2nd O objetivo foi analisado calculando o número total de pessoas que declararam ter tomado ivermectina nas últimas três rondas e dividindo-o pelo número total de pessoas que tomaram ivermectina pelo menos uma vez nas últimas três rondas de distribuição maciça de medicamentos.

Proportion of the population that are low compliance with ivermectin uptake =

$$\frac{\text{Total number of people who took ivermectin two times in the last three rounds}}{\text{Total number of people who at least took ivermectin within the last three rounds}} \times 100$$

Proportion of the population that are high compliance with ivermectin uptake =

$$\frac{\text{Total number of people who took ivermectin three times in the last three rounds}}{\text{Total number of people who at least took ivermectin within the last three rounds}} \times 100$$

Este estudo considerou apenas três rondas porque os participantes na investigação podem não se lembrar muito bem do número de vezes que tomaram ivermectina. Assume-se que os participantes que tomaram ivermectina de forma consistente nas últimas três rondas têm um elevado grau de adesão, enquanto os que tomaram duas vezes têm um baixo grau de adesão. As pessoas que tomaram uma vez não têm qualquer adesão

3rd O objetivo foi analisado por regressão logística bivariável para obter a associação, enquanto a regressão logística multivariável foi utilizada para o ajustamento simultâneo de potenciais factores de confusão. Na análise multivariada, todas as variáveis que se verificou estarem significativamente associadas às variáveis dependentes na análise bivariável e as que se pensava estarem plausivelmente associadas às variáveis dependentes foram colocadas num modelo de regressão logística completo para ajustar simultaneamente os seus efeitos na probabilidade de ocorrência do resultado de interesse. As variáveis incluíam o sexo, a idade, o nível de educação, a residência, o estatuto socioeconómico, o conhecimento sobre as doenças, o risco percebido, o receio de efeitos adversos, a educação sanitária fornecida, a mobilização, etc. Foi utilizada uma eliminação para trás. O valor de p <0,05 foi escolhido como nível de confiança. Foram utilizados Odds Ratios (ORs) não ajustados e ajustados com um intervalo de confiança (IC) de 95% para medir as associações. A equação abaixo resume o modelo mais bem ajustado após a regressão logística

$$\text{Logit } P(Y) = \alpha + \beta_1 X_1 + \beta_2 X_2 + \dots\dots\dots\dots\dots\dots + \beta_n X_n$$

Onde; P(Y) = A probabilidade de os inquiridos obterem o resultado pretendido α= Constante
β , β +12.... + β_n = Coeficientes das variáveis independentes correspondentes
X_1 ,X_2 ++X_n = Variáveis independentes correspondentes

5.8.2.2 Análise dos dados qualitativos

Avaliar a perceção da comunidade relativamente ao tratamento em massa com ivermectina para controlo da oncocercose no distrito de Gulu. O terceiro objetivo, que se refere à perceção da comunidade em relação ao tratamento em massa, foi analisado por codificação. Todas as notas de campo, incluindo as entrevistas gravadas e as conversas das discussões dos grupos de centragem, foram transcritas na íntegra e traduzidas por cientistas sociais formados. Reconhece-se que a transcrição não tem apenas o objetivo de captar as palavras dos participantes, mas também os significados e percepções que dão contextos e explicações às respostas e comportamentos. Os transcritores foram treinados para evitar resumir as declarações, mas sim para representar lealmente o calão, os jargões, os murmúrios e os suspiros. Os dados transcritos foram lidos e relidos cuidadosamente pela equipa de investigação, a fim de obter uma visão completa dos dados de campo. Utilizando a análise de conteúdo temática, a equipa de investigação procedeu à codificação dos dados a vários níveis. Isto foi feito numa tentativa de criar códigos que reflectissem o mais fielmente possível o conteúdo dos dados e não os preconceitos dos investigadores. Os conceitos utilizados pelos informadores e não as questões levantadas na entrevista
foram utilizados como códigos. As categorias de codificação extraídas das transcrições e das notas de campo foram utilizadas para analisar sistematicamente os tópicos que foram repetidamente mencionados na constituição de padrões das opiniões e experiências dos informadores. Simultaneamente, prestou-se atenção às opiniões e experiências contraditórias para refletir as variações que surgiram nos dados

5.9 Controlo da qualidade

A qualidade do estudo foi garantida tendo em conta as seguintes medidas. Foi efectuada uma visita prévia à área de estudo, o que ajudou o Investigador Principal a discutir o exercício com as autoridades do sub-condado. Foram recrutados assistentes de investigação com licenciatura e experiência na recolha de dados, que receberam formação durante dois dias. Foi efectuado um pré-teste do instrumento, a fim de determinar a sua capacidade de recolher a informação necessária. O questionário foi traduzido para Luo e de volta para inglês por dois tradutores diferentes. Durante a recolha de dados, foram realizadas reuniões de balanço todos os dias. Também se procedeu à edição dos dados e estes foram verificados durante a introdução.

5.10 Considerações éticas

A aprovação ética para a realização do estudo foi obtida junto do Comité de Ética e Investigação de Grau Superior da Escola de Saúde Pública da Universidade de Makerere (MakSPH HDREC). Através do MakSPH HDREC, foi pedida autorização ao Conselho Nacional de Ciência e Tecnologia do Uganda (UNCST). Foi pedida autorização ao Diretor Administrativo, ao Diretor Distrital de Saúde e ao presidente do LCV do distrito de Gulu. Os instrumentos de recolha de dados e os formulários de consentimento informado foram traduzidos para Luo, o dialeto local da população de Gulu.

Foi solicitado o consentimento informado por escrito a cada participante, após explicação do objetivo do estudo, dos benefícios e riscos para a comunidade, da hora aproximada da entrevista e da garantia de confidencialidade dos resultados do estudo.

Perguntou-se ao inquirido se gostaria de participar e, em caso de resposta afirmativa, o entrevistador deu-lhe a assinar o formulário de consentimento que foi traduzido para a língua local durante a elaboração da proposta. Foi pedido aos participantes que assinassem o formulário como prova da sua aceitação em participar no estudo.

Os questionários foram traduzidos para a língua local durante o desenvolvimento da proposta, mas foram ajustados durante o pré-teste.

5.11 Plano de divulgação

Será redigido um relatório e serão enviadas cópias para a Escola de Saúde Pública da Universidade de Makerere e para o Gabinete Distrital de Saúde de Gulu. A divulgação será feita aos membros do Grupo de Trabalho para as Doenças Tropicais Negligenciadas do Distrito de Gulu.

CAPÍTULO 6

6.1 Resultados

6.2 Caraterísticas sócio-demográficas dos inquiridos

O número de mulheres inquiridas foi superior ao dos homens em 66% (277/420) e a maioria dos inquiridos, 54,8% (230/420), provinha de zonas urbanas em comparação com as zonas rurais. A maioria dos inquiridos, 36,7% (154/420), tinha entre 25 e 34 anos de idade. A idade média dos inquiridos era de 35,5 anos, com um desvio padrão de 12,4. A maioria dos inquiridos (36,7%, ou seja, 154/420) não frequentou a escola ou nunca concluiu o ensino primário. Quarenta por cento (170/420) dos inquiridos eram agricultores de subsistência. A maioria dos inquiridos, 61% (256/420), era de religião católica. Um bom número de 70% (291/420) dos inquiridos eram casados. Outras informações são apresentadas no Quadro 1

Quadro 1: Caraterísticas sócio-demográficas dos inquiridos (N=420)

Variables	Frequency (N= 420)	Percentage (%)
Gender		
Male	143	34.1
Female	277	66.0
Age group		
15-24	77	18.3
25-34	154	36.7
35-44	100	23.8
≥45	89	21.2
Residence		
Urban	230	54.8
Rural	190	45.2
Religion		
Catholic	256	61.0
Protestant	104	24.8
Muslim	12	2.9
Pentacostal/ Born again	48	11.3
Marital status		
Single	60	14.3
Married	291	69.3
Separated/ Divorced	36	8.6
Widowed/Widower	33	7.9
Highest level of education		
None and incomplete primary	154	36.7
Complete primary & Incomplete O-level	126	30.0
Complete o-level and institutions	88	21.0
A-level and Beyond	52	12.4
Occupation		
Subsistence farmer	170	40.5
Business person	76	18.1
Civil /NGO employee	36	8.6
Security/ driver	11	2.6
*Others	127	30.2

*Outros (Desempregado, dona de casa)

6.2 Cobertura da distribuição de ivermectina

Globalmente, na última distribuição efectuada antes do estudo, a cobertura foi de 51%, (213/420). Na zona rural, a cobertura da distribuição é muito melhor, com 70% (133/190), e na zona urbana a cobertura da distribuição é de 35% (80/230).

6.3 Níveis de conformidade

O estudo revelou que mais de metade dos inquiridos, 66,1% (278/420), tomou ivermectina pelo menos uma vez nas últimas três rondas de distribuição. No entanto, durante a última distribuição, apenas 68% (145/213) dos inquiridos que tiveram acesso à ivermectina a ingeriram efetivamente. Os 278 indivíduos que pelo menos alguma vez tomaram ivermectina para controlo da oncocercose nas últimas três rondas do MDA, apenas 14% (39/278) dos inquiridos tomaram três vezes. Os que tomaram três vezes foram considerados cumpridores elevados, enquanto 26,6% (74/278) declararam que tomaram ivermectina duas vezes e este estudo considerou-os cumpridores baixos. Os restantes tomaram a ivermectina uma vez e são considerados como não cumpridores.

6.4 Factores associados à adesão ao tratamento com ivermectina

Embora tenham sido entrevistados 420 inquiridos, apenas 278 tomaram ivermectina nas últimas três rondas de distribuição. Os factores que afectam a adesão entre os que já tomaram ivermectina foram os seguintes: Os inquiridos que não se sentem em risco têm 0,39 vezes menos probabilidades de aderir ao tratamento (OR 0,39, 95% CI 0,21-0,74). Os inquiridos que tinham conhecimentos sobre os sinais e sintomas da oncocercose cumpriam o tratamento 1,91 vezes mais do que os que não tinham conhecimentos (OR 1,91, IC 95% 1,03-3,56). Os inquiridos que nunca receberam aconselhamento tinham menos 0,47 probabilidades de cumprir o tratamento (OR 0,47, IC 95% 0,24-0,92). Para informações pormenorizadas, consultar o Quadro 2.

Quadro 2: Análise bivariada e multivariada dos factores associados à adesão ao tratamento com ivermectina

CHARACTERISTICS	COMPLIANCE		UN ADJUSTED ODDS RATIO		ADJUSTED ODDS RATIO		
	Compliant	Non-compliant					
Age	n (%)	n (%)	COR	CI	AOR	CI	P-val
15-24	13(11.5%)	29(17.6%)	1.48	0.64-3.00	1.35	0.54-3.67	0.52
25-34	36 (31.9%)	58(35.2%)	2.37	1.05-5.34	1.84	0.68-5.00	0.23
35-44	34 (30.1%)	32(19.4%)	1.45	0.65-3.23	1.24	0.47-3.81	0.67
45+	30 (26.6%)	46(27.9%)					
Gender							
Male	50(44.3%)	42(25.5%)					
Female	63(55.8%)	123(74.6%)	0.43	0.26-0.72	0.44	0.23-0.86	
Residence							
Urban	34(30.1%)	84(50.9%)					
Rural	79(69.9%)	81(49.1%)	2.40	1.45-3.99	1.17	0.55-2.45	0.69
Education							
Incomplete Primary or none	54(47.79%)	69(41.82%)					
Complete primary or Incomplete O.Level	35(30.97%)	52(31.52%)	0.86	0.49-1.50	0.74	0.36-1.52	0.41
Complete O. level or institution not A.level	16(14.16%)	27(16.36%)	0.76	0.37-1.55	0.80	0.30-2.09	0.65
Advance level or higher	8(7.08%)	17(10.30%)	0.60	0.24-1.50	0.49	0.15-1.64	0.25
Experience of adverse effect							
Yes	21(18.58%)	32(19.39%)					
No	92(81.42%)	133(80.61%)	1.05	0.57-1.94	1.23	0.57-2.70	0.60
Knowledge on spreads							
Yes	85(75.22%)	108(65.45%)	1.60	0.94-2.73	0.94	0.48-1.84	0.87
No	28(24.78%)	57(34.55%)					
Feels being at risk							
Yes	83(73.45%)	82(49.70%)					
No	30(26.55%)	83(50.30%)	0.36	0.21-0.60	0.39	0.21-0.74	0.01*
Knowledge on signs and symptoms							
Yes	58(51.33%)	45(27.27%)	2.81	1.40-4.65	1.91	1.03-3.56	0.04*
No	55(48.67%)	120(72.73%)					
Performance of CDD							
Good	80(70.91%)	66(40.14%)					
Fair	20(17.23%)	44(26.14%)	0.38	0.20-0.71	0.51	0.28-1.09	0.09
Poor	13(11.51%)	54(33.10%)	0.20	0.10-0.40	0.43	0.15-1.15	0.09
Got health education							
Yes	76(66.67%)	74(45.12%)					
No	38(33.33%)	90(54.88%)	0.42	0.25-0.68	0.65	0.33-1.29	0.22
Always mobilized							
Yes	88(77.88%)	80(48.48%)					
No	25(22.12%)	85(51.52%)	0.27	0.16-0.46	0.60	0.27-1.34	0.22
Advised on compliance							
Yes	92(81.42%)	102(61.82%)					
No	21(18.58%)	63(38.18%)	0.37	0.21-0.65	0.47	0.24-0.92	0.03*

6.5 Perceção da comunidade relativamente ao tratamento em massa com ivermectina (estudo qualitativo)

6.5.1 Resultados das entrevistas com os informadores-chave

6.5.1.1 Como é que a administração de medicamentos em massa é aceite (perspetiva do CDD)

Os CDDs afirmaram que não têm boas condições, apesar de serem considerados voluntários; precisam ainda de alguns fundos, uma vez que dedicam o seu tempo ao trabalho de distribuição de medicamentos.

"Na última ronda, não me pagaram uma única moeda e sempre que perguntei aos supervisores do

subcondado, disseram-me que o dinheiro ainda não estava disponível" (KI Te-tugu)

6.5.1.2 A opinião da comunidade sobre a oncocercose como um problema de saúde (perspetiva do CDD)

Na entrevista aos informadores-chave, alguns participantes afirmaram que as pessoas não tomam ivermectina porque não sabem muito sobre a oncocercose. Por isso, não gostam de tomar medicamentos para doenças que não conhecem.

6.5.1.3 Razões a favor ou contra a utilização da ivermectina para o controlo da oncocercose (perspetiva dos CDD)

Verificou-se que o principal fator que dificulta a aceitação da ivermectina se deve ao receio de efeitos secundários por parte da comunidade, ao facto de as pessoas nas zonas urbanas não sentirem que correm o risco de contrair a doença e ao facto de os CDD não disporem de meios que lhes permitam cobrir amplamente a área

Algumas pessoas não confiam nos VHTs e pensam que os medicamentos são de baixa qualidade, pelo que não os tomam. Esta situação é bastante comum nas cidades

"É pouco provável que o objetivo do APOC seja atingido num período mais curto. Isto deve-se ao facto de a comunidade ter uma atitude fraca em relação à aceitação e ao cumprimento. Os CDDs não estão bem motivados para trabalhar mais para atingir o seu objetivo devido ao pouco incentivo financeiro que lhes é dado" (KI Custom Conrner)

6.5.2 Resultados da discussão em grupo

6.5.2.1 Conhecimentos sobre a administração de medicamentos em massa

Os participantes tinham conhecimentos sobre a administração maciça de medicamentos que tem lugar na sua área. Alguns deles conseguiram dizer quando é que os medicamentos devem ser administrados e porque é que esses medicamentos estão a ser distribuídos. Os participantes também afirmaram que os medicamentos que estão a ser utilizados para tratar a oncocercose também ajudam no tratamento de outras doenças, como as lombrigas.

"Tomo este medicamento há mais de cinco anos e também me ajuda a tratar outras doenças, como vermes no estômago" (Membro do Grupo de Centragem do Canto Personalizado)

6.5.2.2 Conhecimentos sobre oncocercose

Um bom número de participantes foi capaz de identificar os sinais e sintomas da oncocercose. Afirmaram que os sinais e sintomas da oncocercíase incluem: pigmentação da pele, visão turva, manchas vermelhas na perna. Alguns foram capazes de dizer que a doença é transmitida pela mosca negra. Os participantes também afirmaram que a doença é comum na zona porque o local está altamente infestado de moscas negras. Também foram dadas respostas como a transmissão através da água, do suor ou da falta de higiene.

"A doença é comum aqui, porque ainda vemos idosos com manchas brancas nas pernas e algumas pessoas sentem muita comichão no corpo" (Participantes da DGF, centro comercial de Te-tugu)

"A pele muda e tem o aspeto de uma pessoa idosa, inchando assim o corpo, o que me leva a crer que o verme fica lá dentro" (Participantes da DGF, centro comercial de Te-tugu)

6.5.2.3 Desempenho do distribuidor comunitário de medicamentos

Os participantes afirmaram que os CDD estão a desempenhar bem o seu trabalho, embora algumas pessoas não gostem de receber medicamentos deles. Aqueles que não estão a receber medicamentos dos CDDs afirmam que essas pessoas não estão bem treinadas para lhes dar medicamentos.

A maioria das pessoas sabia que as doses de ivermectina são decididas utilizando medições de altura (poste de dose). A maioria preferia que se mantivesse a medição da dose/altura. Alguns afirmaram mesmo que o peso dos doentes também deveria ser medido antes da distribuição dos medicamentos.

Seria muito melhor utilizar o peso, porque algumas pessoas são mais jovens e, no entanto, muito altas (Membro do FGD Centro Personalizado)

Um bom número de participantes afirmou que os CDDs não lhes dão educação sanitária. Afirmam que, se houvesse uma educação sanitária adequada na comunidade, as pessoas estariam bem informadas sobre a oncocercose. A maioria dos participantes afirmou que a educação sanitária deveria ser realizada num ponto central, especialmente em casa do ICM. A educação sanitária deve ser efectuada por um profissional de saúde. Isto ajudará a transmitir a informação sobre os medicamentos. A maioria dos participantes afirmou que a educação sanitária deve ser efectuada antes da distribuição dos medicamentos. Isto promoverá a absorção dos medicamentos pela comunidade.

"Não temos recebido qualquer educação sanitária desde que começámos a receber estes medicamentos. Seria bom se nos falassem mais sobre esta doença e os medicamentos" (Membro do grupo de centragem de Te-tugu)

6.5.2.4 A opinião da comunidade sobre a oncocercose como um problema de saúde

Alguns membros da comunidade não tomam medicamentos porque afirmam que ficam na cidade e que, por isso, a oncocercose não é uma grande ameaça para a sua saúde. Alguns participantes da zona urbana afirmam que raramente vão à zona rural e, por isso, estão a salvo do fardo das moscas negras. Alguns participantes afirmaram que, para eles, a oncocercose não é um grande problema de saúde. Embora alguns também tenham afirmado que a oncocercose continua a ser um grande problema para a sua comunidade e que acreditam que o tratamento com ivermectina os aliviaria do fardo.

"Para mim, raramente vou à minha aldeia e, mesmo que não tome medicamentos, não contraio oncocercose" (Membro da DGF, Centro Personalizado)

"Os meus filhos raramente vão à aldeia e o nosso maior problema de saúde é apenas a malária e a tosse, que muitas vezes perturbam os meus filhos. Estas crianças nem sequer vão à aldeia para

contrair oncocercose" (Membro do FGD, Centro Personalizado)

6.5.2.5 Razões a favor ou contra a utilização da ivermectina para o controlo da oncocercose

A maioria dos inquiridos declarou que alguns dos factores que afectam a aceitação da ivermectina incluem os efeitos secundários, a fraca mobilização, a perceção da comunidade sobre as CDD

"Se eu tomar este medicamento, posso ficar quase dois dias sem ir à horta para cultivar a terra. Agora tenho medo porque me deixa muito fraco" (Membro do grupo de centragem de Te-tugu)

"Estas pessoas vêm numa altura em que a maior parte dos homens e dos jovens não estão em casa, o que faz com que as pessoas não recebam tratamento para a oncocercose" (Participante da DGF no Centro Comercial de Odek)

CAPÍTULO 7

DISCUSSÃO

7.1 Cobertura da distribuição de ivermectina

Este estudo concluiu que a cobertura global de distribuição é de 51% e que a zona rural tem uma melhor cobertura de distribuição (70%), mas a zona urbana tem uma cobertura de distribuição de apenas 35%. Isto significa, portanto, que há uma necessidade urgente de estratégias de distribuição de medicamentos mais eficazes e adaptadas às necessidades locais, a fim de eliminar a oncocercose na zona

O estudo mostra que, para eliminar o parasita que causa a oncocercose, o tratamento deve continuar durante 15 a 20 anos, com uma adesão sustentada e uma cobertura comunitária de pelo menos 90% (Remme et al., 2006). Uma cobertura de tratamento de pelo menos 75% da população afetada pela oncocercose pode reduzir a prevalência da oncocercose de 52,0% para 0%. Isto só pode acontecer se a ivermectina tiver sido utilizada pela comunidade durante pelo menos 15 anos e se o nível de cumprimento for superior a 70% (Tekle et al., 2012).

O resultado do estudo é semelhante ao resultado obtido num estudo sobre a cobertura da distribuição realizado nas zonas rurais do Mali e do Senegal, quando se passou da distribuição por equipas móveis para o tratamento dirigido à comunidade, utilizando a abordagem da ivermectina. O estudo no Senegal e no Mali concluiu que a cobertura da distribuição era superior a 80%. Brieger et al efectuaram também um estudo semelhante na Nigéria e nos Camarões e verificaram que a cobertura da distribuição era de 70% em 2003 e 70% em 2004. Esta constatação é também semelhante à de Brieger et al.

O estudo também concluiu que existe uma grande diferença entre a cobertura de ivermectina na zona rural e na zona urbana. Na zona urbana, as pessoas têm um estatuto económico elevado e um elevado nível de educação. Estas pessoas afirmam que raramente vão à zona rural, onde existe uma elevada infestação de moscas negras, que são um vetor da *onchocerca volvulus*. Uma vez que o medicamento é normalmente distribuído pelos VHT, que são pessoas com um baixo nível de instrução, há grandes probabilidades de as pessoas abastadas e instruídas os prejudicarem e se recusarem a tomar ivermectina. Isto é semelhante a um estudo realizado por (Brieger et al., 2011) que mostra que a cobertura da administração em massa de medicamentos para doenças tropicais negligenciadas diminui com o nível de educação e o estatuto económico.

Durante a discussão do grupo de discussão, verificou-se que a baixa cobertura se devia principalmente ao facto de os membros da família não estarem por perto quando os medicamentos estão a ser distribuídos. Isto pode dever-se a uma fraca mobilização social. Isto também é semelhante ao que (Okeibunor et al., 2011) também descobriram quando efectuaram um estudo semelhante na Nigéria e nos Camarões. Atingir a cobertura desejada também pode ter sido devido à falta de incentivos monetários adequados, como também foi levantado na discussão do grupo de foco. Embora os CDDs trabalhem numa base voluntária, ainda precisam de ser motivados através de apoio financeiro.

O estudo mostra que é realmente necessário melhorar a cobertura do nível atual para pelo menos 90%, a fim de garantir que a oncocercose deixe de ser um fardo para o distrito de Gulu. A cobertura pode ser melhorada através da concessão de alguns incentivos financeiros aos distribuidores comunitários de medicamentos, para que se sintam motivados a fazer o seu trabalho. Como se verificou no estudo, a mobilização afecta significativamente a cobertura da distribuição. Isto significa, portanto, que deve haver uma estratégia de mobilização comunitária adequada para melhorar a cobertura da ivermectina.

7.2 Proporção da população que tomou ivermectina durante os ciclos de tratamento em massa

O estudo revelou que apenas 66,1% (278/420) tomaram ivermectina desde o início da administração em massa do medicamento. Na última ronda de distribuição, apenas 68% (145/213) dos que tiveram acesso à ivermectina a tomaram de facto.

O cumprimento de um regime de medicação é geralmente definido como a medida em que os doentes tomam os medicamentos tal como prescritos pelos seus prestadores de cuidados de saúde. É sabido que o benefício total de quaisquer medicamentos eficazes só é alcançado se os doentes seguirem os regimes de tratamento prescritos de forma razoavelmente rigorosa (Osterberg e Blaschke, 2005). O fraco cumprimento das terapêuticas a longo prazo compromete gravemente a eficácia do tratamento, o que faz com que esta seja uma questão crítica para a saúde da população, tanto do ponto de vista da qualidade de vida como da economia da saúde. As intervenções destinadas a melhorar a adesão devem proporcionar um retorno positivo significativo do investimento através da prevenção primária e da prevenção secundária de resultados adversos para a saúde. Os resultados em termos de saúde não podem ser avaliados com exatidão se forem medidos predominantemente através de indicadores de utilização de recursos e da eficácia das intervenções. Os resultados de saúde da população previstos pelos dados de eficácia do tratamento não podem ser alcançados a menos que as taxas de adesão sejam utilizadas para informar o planeamento e a avaliação do projeto (OMS, 2003). De acordo com Yirga, a adesão à ivermectina é definida como a medida em que os membros individuais das comunidades tomam ivermectina em cada distribuição desde o início do CDTI na aldeia (Yirga et al., 2010).

O controlo da oncocercose pode ser alcançado através de vários anos de elevada cobertura e cumprimento do tratamento. No entanto, a adesão ao tratamento anual com ivermectina tornou-se um desafio, uma vez que uma baixa adesão implica um período de eliminação mais longo e, por conseguinte, mais rentável. Esta conclusão é semelhante ao que (Wogu e Okaka, 2008) descobriram no estado de Edo, na Nigéria, onde apenas 58,5% das pessoas que receberam ivermectina a tomaram efetivamente. A conclusão também é semelhante à de (Brieger et al., 2002) quando estudou os factores associados à cobertura do tratamento dirigido à comunidade com ivermectina para controlo da oncocercose no estado de Oyo, na Nigéria, e os resultados mostraram que apenas 68,6% dos inquiridos que receberam a ivermectina a tomaram efetivamente.

No entanto, dos 278 indivíduos que pelo menos alguma vez tomaram ivermectina para o controlo da oncocercose, apenas 14% (39/278) dos inquiridos tomaram ivermectina três vezes nas últimas três rondas de distribuição e este estudo considera estas pessoas como sendo altamente cumpridoras, enquanto 26,6% (74/278) afirmaram que tomaram ivermectina duas vezes e este estudo considera-as como sendo pouco cumpridoras. Os restantes tomaram ivermectina uma vez e alguns nem sequer se lembram da última vez que tomaram ivermectina. Esta constatação não está longe do que Nuwha encontrou em Bushenyi (Nuwaha et al., 2005). Isto significa, portanto, que muito tem de ser feito para que o tratamento em massa para o controlo da oncherciaisi possa ter lugar.

De acordo com Tekle et al, a cobertura de tratamento de pelo menos 75% da população afetada pela oncocercose pode reduzir a prevalência da oncocercose de 52,0% para 0%. Isto só pode acontecer se a ivermectina tiver sido utilizada pela comunidade durante pelo menos 15 anos e se o nível de cumprimento for superior a 70%. Por conseguinte, é da responsabilidade da autoridade competente assegurar que o nível de cumprimento aumente. Os baixos níveis de adesão são quase o mesmo que pessoas que nunca tomaram ivermectina. Estas pessoas são um reservatório potencial de infeção por oncocercose que pode frustrar os esforços de controlo da doença no distrito de Gulu. Quando os reservatórios do parasita não são totalmente eliminados, não é correto interromper o tratamento com ivermectina. Isto é especialmente importante porque as previsões sobre a vida útil necessária dos programas de tratamento com ivermectina variam até 25 anos ou mais (Borsboom et al., 2003)

No que diz respeito ao controlo da oncocercose com ivermectina, o Ministério da Saúde do Uganda e o gabinete de saúde do distrito de Gulu têm de abordar com firmeza a questão da fraca adesão à ivermectina entre as comunidades do distrito de Gulu. Isto pode ser feito através da sensibilização dos membros da comunidade para os perigos da fraca adesão

7.3 Factores associados à adesão ao tratamento com ivermectina

Os factores que contribuem para o fraco cumprimento da medicação são inúmeros e incluem os que estão relacionados com os doentes (por exemplo, literacia em saúde abaixo do ideal e falta de envolvimento no processo de tomada de decisões sobre o tratamento), os que estão relacionados com os médicos (por exemplo, prescrição de regimes medicamentosos complexos, barreiras de comunicação, comunicação ineficaz de informações sobre efeitos adversos e prestação de cuidados por vários médicos) e os que estão relacionados com os sistemas de cuidados de saúde (por exemplo, limitações do tempo de consulta, acesso limitado aos cuidados e falta de tecnologia de informação sobre saúde) (Shalansky, 2007).

Os grupos de não cumprimento e de baixo cumprimento podem servir de reservatório para a transmissão contínua da oncocercose, dificultando assim os esforços desenvolvidos no controlo da oncocercose. A investigação dos factores associados ao incumprimento sistemático entre determinados segmentos da população pode ser útil para compreender as caraterísticas e as percepções tanto dos que cumprem muito como dos que cumprem pouco, o que, no final, pode revelar-se útil para conceber uma educação para a saúde e uma comunicação para a mudança de comportamentos que, espera-se, possa melhorar e manter níveis mais elevados de cumprimento na administração maciça de medicamentos.

Neste estudo, verificou-se que os inquiridos que não se sentiam em risco tinham 60% menos probabilidades de aderir ao tratamento (OR 0,39, 95% CI 0,21-0,74). Este resultado é semelhante ao que (Yirga et al., 2010) encontrou quando realizou um estudo de caso-controlo na Etiópia. Yirga et al. descobriram que a perceção de estar em risco de contrair oncocercose leva à adesão ao tratamento com ivermectina.

Os indivíduos que se consideram susceptíveis à infeção por oncocercose estão normalmente empenhados em tomar ivermectina de forma consistente para reduzir o risco de contrair oncocercose. Os indivíduos com baixa perceção de suscetibilidade à oncocercose podem não tomar a ivermectina com facilidade. Outros podem reconhecer a possibilidade de contrair a infeção, mas acreditam que é improvável. As pessoas que acreditam que correm pouco risco de desenvolver uma doença têm maior probabilidade de adotar comportamentos pouco saudáveis ou de risco. Os indivíduos que consideram que correm um risco elevado de serem pessoalmente afectados por um determinado problema de saúde têm maior probabilidade de adotar comportamentos que diminuam o risco de desenvolver a doença (Rosenstock et al., 1988).
A perceção da gravidade e da suscetibilidade a um determinado problema de saúde depende dos conhecimentos sobre o mesmo. O modelo de crenças sobre a saúde prevê que uma maior perceção de ameaça leva a uma maior probabilidade de adesão ao consumo de ivermectina. O modelo propõe que os indivíduos que percepcionam um determinado problema de saúde como grave têm maior probabilidade de adotar comportamentos para evitar a ocorrência do problema de saúde. A perceção de gravidade engloba crenças sobre a própria doença, bem como impactos mais amplos da doença no funcionamento do trabalho e nos papéis sociais (Rosenstock et al., 1988). Esta conclusão também é semelhante à que (Ndyomugyenyi et al., 2009) encontraram no distrito de Bushenyi, no Uganda. Ndyomugyengi et al. descobriram que as pessoas que acreditam que a oncocercose é uma doença grave e que acreditam que a ivermectina trata a doença são mais cumpridoras em comparação com as que não têm essa crença.
Os inquiridos que não foram aconselhados tinham 53% menos probabilidades de cumprir o tratamento. Este resultado também é semelhante ao que (Lakwo e Gasarasi, 2006) encontraram quando estudaram a aceitação e o cumprimento do tratamento com ivermectina na Tanzânia. Isto pode ter sido devido ao facto de os Distribuidores Comunitários de Medicamentos não estarem a dar educação sanitária que reforce o aspeto da adesão à ivermectina. Sem estar munido de informação

sobre a oncocercose, a perceção do risco torna-se mínima.

Os inquiridos que tinham conhecimentos sobre os sinais e sintomas da oncocercose cumpriam 1,91 vezes mais as regras do que os que não tinham conhecimentos. O conhecimento da epidemiologia das doenças na área pode aumentar a perceção de risco entre a população (Lakwo e Gasarasi, 2006). No entanto, como os sintomas da oncocercose desaparecem entre os adultos, os jovens podem não perceber a oncocercose como um problema de saúde grave e tornam-se menos cumpridores devido a um conhecimento deficiente dos sintomas ou do quadro clínico da doença, o que pode ser a razão para o fraco cumprimento entre os jovens, tal como observado neste estudo

Por isso, é muito importante que a sensibilização da comunidade seja efectuada para que as pessoas estejam bem informadas sobre a oncocercose. Embora a educação para a saúde não possa alterar os factores demográficos, pode ajudar a identificar determinados grupos com maior risco de incumprimento. Em particular, os distribuidores comunitários de ivermectina têm de ser ensinados sobre a necessidade de chegar a um determinado grupo de pessoas que não cumprem as suas obrigações

7.4 Perceção da comunidade relativamente ao tratamento com ivermectina para a oncocercose

Este estudo revelou que um bom número de membros da comunidade tinha bastante conhecimento sobre a transmissão e a causa da oncocercose. Como era de esperar, os leigos parecem confundir os agentes de transmissão com a causa. Os participantes estavam conscientes de que os pequenos insectos e as florestas desempenham um papel na causa/transmissão da oncocercose, mas não conseguiam compreender o mecanismo. Esta lacuna de conhecimentos deve-se provavelmente ao facto de a educação sanitária da comunidade ser insuficiente. Isto, por sua vez, afecta o cumprimento dos métodos de tratamento e prevenção. A maioria dos participantes mencionou facilmente os sinais e sintomas da oncocercose, nomeadamente as alterações cutâneas e oculares.
Para além disso, a maioria dos participantes concordou que a oncocercose é tratável. Viram pessoas que melhoraram após o tratamento com o medicamento moderno ivermectina. O recurso a essas pessoas para darem testemunhos, por exemplo durante as reuniões da aldeia, pode ser útil para encorajar outros a tomarem ivermectina. A maioria dos participantes concordou que algumas pessoas na comunidade não tomam o medicamento para a oncocercose. As crenças atitudinais negativas identificadas neste estudo podem explicar as razões para não tomarem os medicamentos. Assim, é necessária muita sensibilização para contrariar estas crenças negativas.

A educação para a saúde é uma das principais estratégias para melhorar o tratamento, pelo que o papel dos CDDs se torna muito importante. Infelizmente, de acordo com os participantes, os próprios CDDs não têm conhecimentos suficientes sobre o assunto.
Os próprios CDDs precisam de uma melhor formação sobre a "biologia" que liga a probabilidade de sintomas da doença, a probabilidade de efeitos secundários e o tratamento com ivermectina /

cumprimento do tratamento anual, para que possam transmitir este conhecimento à população. Por outras palavras, os CDDs precisam de compreender que não é uma questão de as pessoas se "habituarem ao medicamento" que resulta numa menor probabilidade / gravidade dos efeitos secundários, mas que é o efeito benéfico do medicamento sobre a doença / parasita num ano que resulta numa menor probabilidade/gravidade dos efeitos secundários.

A maioria das conclusões dos estudos qualitativos confirmou o que foi encontrado nos estudos quantitativos. Os estudos concluíram que, para que os programas de distribuição de ivermectina tenham um impacto máximo na morbilidade e na transmissão da oncocercose humana, é necessário que haja uma aceitação ampla e sustentada nas comunidades endémicas do distrito de Gulu. As actividades educativas, desenvolvidas com uma cuidadosa consideração das atitudes da comunidade, devem promover um comportamento positivo de procura de tratamento, ao mesmo tempo que abordam as reservas locais sobre o esforço de controlo

7.5 Limitações do estudo

- Em primeiro lugar, os dados sobre a aceitação foram auto-reportados e é possível que os inquiridos não tenham conseguido recordar corretamente o tratamento. Penso que a autoavaliação neste estudo é bastante exacta. Devido ao viés de memória, o estudo não conseguiu avaliar o nível de adesão desde o início da administração em massa dos medicamentos. Este problema foi resolvido através da avaliação do nível de adesão nas três últimas rondas de distribuição

CAPÍTULO 8

CONCLUSÃO E RECOMENDAÇÕES

8.1 Conclusões

O estudo avaliou a adesão e os factores associados ao cumprimento do tratamento com ivermectina para o controlo da oncocercose no distrito de Gulu. Esta informação será útil para o planeamento de estratégias que promovam a adesão sustentada a longo prazo, a fim de obter êxito no controlo da oncocercose.

i)   O estudo revelou que a cobertura do distrito é de 51%.

ii)   O estudo revelou que apenas 68% das pessoas que receberam ivermectina a tomaram efetivamente. Apenas

     14% das pessoas que alguma vez tomaram ivermectina são altamente cumpridoras e 26,6% são pouco cumpridoras

iii)   O estudo concluiu que a adesão à toma de ivermectina está associada ao facto de se sentir em risco, de ter recebido aconselhamento e de ter conhecimentos sobre os sinais e sintomas da oncocercose

iv)   O estudo também concluiu que a educação sanitária desempenha um papel muito significativo na promoção da aceitação e do cumprimento do tratamento com ivermectina no âmbito da administração maciça de medicamentos

v)   A atitude em relação ao tratamento em massa com ivermectina ainda é fraca. Este facto é corroborado pela opinião expressa no debate do grupo de discussão e na entrevista a informadores-chave.

8.2 Recomendações

Com base nas conclusões acima referidas, o estudo prevê as seguintes recomendações

- A Equipa Distrital de Saúde do distrito de Gulu e o Ministério da Saúde têm de melhorar a cobertura da distribuição de ivermectina, assegurando que os CDDs se deslocam às casas numa altura em que as pessoas estão disponíveis. Isto pode ser feito através de uma mobilização adequada dos membros da comunidade.

- A Equipa Distrital de Saúde do distrito de Gulu e o Ministério da Saúde têm de sensibilizar a população para a importância do cumprimento do tratamento com ivermectina e do seu cumprimento através da educação sanitária e de material de IEC.

- A Equipa Distrital de Saúde do distrito de Gulu e o Ministério da Saúde têm de garantir que é ministrada educação sanitária para que as pessoas sintam que correm um risco elevado de contrair oncocercose se não utilizarem a ivermectina de forma consistente sempre que esta for distribuída.

- A educação sanitária sobre todos os aspectos do tratamento da oncocercose e da ivermectina deve ser intensificada pela equipa de saúde distrital de Gulu e pelo Ministério da Saúde, de modo a melhorar a aceitação e o cumprimento do tratamento

REFERÊNCIAS

ADEL, M. & ZERHOUNI, E. 2009. Doenças Tropicais Negligenciadas: Moving Beyond Mass Drug Treatment To Understanding The Science [Ir para além do tratamento em massa com medicamentos para compreender a ciência]. *Health Affairs,* 28.

ADEOYE, A. O., ASHAYE, A. O. & ONAKPOYA, O. H. 2010. Perceção e atitude das pessoas em relação à oncocercose (cegueira dos rios) no sudoeste da Nigéria. *Middle East Africa Journal of Ophthalmology,* 17, 310-314.

AKOGUN, O. B., AUDU, Z., WEISS, M. G., ADELAKUN, A. O., AGUNYO, S., AKOH, J. I., REMME, J. H. F. & KALE, O. O. 2001. Community-direted treatment of onchocerciaisis with ivermectin in Takum, Nigeria. *Tropical Medicine and International Health,* 6, 232-243.

AMAZIGO, U., OKEIBUNOR, J. C., MATOVU, V., ZOURE. H., BUMP. J. & SEKETELI. A. 2007. Performance of predictors: evaluating sustainability in community direted projects of African programme for onchocerciaisis control. *Ciências Sociais e Medicina,* 64, 2070-2082.

APOC/OMS. 2005. *Relatório de Avaliação Externa* [Online]. Disponível: http;//siteresources.worldbank.org/EXTGLOREGPARPROG/Resources/APOC_indep_eval.pdf [Acedido em 12 de outubro de 2014].

ASHFORD, R. W., BEGON, M. & BIANCO, A. E. 1998. *Mectizan e Onchocerciaisis: Decade of accomplishment and prospects for future: Evaluation of drugs into development concept,* Londres.

BAKER, C. M., KAROL, K., DIEDONNE, P. S., TROFIMOVICH, L., ZOERHOFF, L. K., COURTNEY, L., CHOWDHURY, D. & LINEHAN, M. 2013. Medição da cobertura de tratamento para programas de controlo de doenças tropicais negligenciadas: Analyisis of survey design. *Revista americana de epidemiologia.*

BASANEZ, M.-G., CHURCHER, S. T., LUTZ, B., LITTLE, M. & BOUSSINES, M. 2006. Cegueira dos rios: Uma história de sucesso sob ameaça. *PLoS Medicine,* 3.

BENNETT, S., WOODS, T., LIYANAGE, W. M. & SMITH, D. I. 1991. A simplified General method for cluster-sample surveys of Health in developing countries. . *World Statistics Quarterly,* 44.

BOATIN, B. 2008. O programa de controlo da oncocercose na África Ocidental. *Anuário de Parasitologia Médica Tropical,* 102, 13-17.

BORSBOOM, G., NAGELKERKE, N., AGOUA, H., AKPOBOUA, K., SOUMBEY-ALLEY, W., BISSAN, Y., RENZ A., YAMEGEO, L., REMME, J. & HABBEMA, D. 2003. Impact of ivermectin onchocerciaisis transmission: Avaliação das provas empíricas de que tratamentos repetidos com ivermectina em massa podem levar à eliminação/erradicação na África Ocidental. *Revista Filaria,* 2.

BRIEGER, R. W., OKEIBUNOR, C. J., ADENIKE, A., RICHARD, N., SAMUEL, W., ELIZABETH, E. & UCHE, V. A. 2012. Caraterísticas das pessoas que cumpriram e não cumpriram o tratamento anual com ivermectina. *Medicina Tropical e Saúde Internacional,* 17, 920-930.

BRIEGER, R. W., OKEIBUNOR, J., C., ADENIKE, O., ABIOSE., WANJI, S., ELHASSAN, E., NDYOMUGYENYI, R. & & UCHE, V. A. 2011. Cumprimento de oito anos de tratamento anual com ivermectina da oncocercose nos Camarões e na Nigéria. *Parasitas e Vectores,* 4.

BRIEGER, R. W., SAKIRU, A. O., GANIYU, A., OKE, F. & JOSHUA, D. A. 2002. Factores associados à cobertura do tratamento dirigido à comunidade com ivermectina para controlo da oncocercose no estado de Oyo, Nigéria. *Tropical Medicine and International Health,* 7, 11-18.

CUPA, E., W.,, SAUERBREY, M. & RICHARDS, F., . 2010. Eliminação da oncocercose humana: História do progresso e viabilidade atual utilizando a monoterapia com ivermectina (Mectizan). *Ata tropica,* 100-108.

DHO-GULU 2013. Livro do Relatório Anual de Desempenho do Setor da Saúde. Gulu: Governo Local do Distrito de Gulu, Gabinete Distrital de Saúde.

DHO-GULU 2014. Livro do Relatório Anual de Desempenho do Setor da Saúde, Ano Financeiro 2013/2014. Governo local do distrito de Gulu.

EZEIGBO, O. R., AGOMOH, N. G., OKIKE-OSISIOGU, F. U., NDUKWE, K. O. & EZIKE, M. N. 2013. Compliance to Annual Ivermectin Treatment in Abia State, South Eastern Nigeria (Cumprimento do Tratamento Anual com Ivermectina no Estado de Abia, Sudeste da Nigéria). *Jornal de Biologia, Agricultura e Cuidados de Saúde,* 3.

FRANK, O. R. J., BOAKYE, B., MAURICIO, S. & AZODOGA, S. 2005. Control of onchocerciaisis today: status and challenges. *Tendências em parasitologia,* 17.

GDLG 2014. Plano de Desenvolvimento do Distrito de Gulu: Ano Financeiro 2013/2014. Governo Local do Distrito de Gulu

HOUGARD, J. M., ALLEY, E. S., YAMEOGO, L., DADZIE, K. Y. & BOATIN, B. A. 2001. Eliminação da oncocercose após 14 anos de controlo do vetor: Uma estratégia comprovada. *Journal of infectious disease,* 184, 497-503.

KATABARWA, M., ALBERT, E., PEACE, H., TOM, L., SAME, E., JOSEPH, K., THOMAS, K., RICHARD, N., AMBROSE, O., MKPOUWOUEKI, S., MARCELLINE, N. & FRANK, O. R. 2008. Após uma década de tratamento anual com ivermectina em massa nos Camarões e no Uganda, a transmissão da Oncocercose continua. *Tropical Medicine and International Health,* 13, 1196-1203.

KATABARWA, M. N., HABOMUGISHA, P. & AGUNYO, S. 2002. Envolvimento e desempenho das mulheres no tratamento comunitário com ivermctina para controlo da oncocercose no distrito de Rukungiri, Uganda. *Health and Social Care in the Community,* 10, 382-393.

KENJI, S., CHRITINA, B., MAJID, E. & MATHERS, C. D. 2006. Epidemiology and Burden for Disease (EBD), Programa Global sobre Evidências para a Política de Saúde (GPE). *Organização Mundial de Saúde, boletim,* 3.

LAKWO T.L. & GASARASI, D. B. 2006. Não adesão ao tratamento comunitário com ivermectina para controlo da oncocercose no distrito de Rungwe, no sul da Tanzânia. *Jornal Médico da África Oriental,* 83.

LAKWO, T. L. & GASARASI, D. B. 2006. Não adesão ao tratamento comunitário com ivermectina para controlo da oncocercose no distrito de Rungwe, no sul da Tanzânia. *Jornal Médico da África Oriental,* 83.

LITTLE, M. P., BREITLING, L. P., BASANEZ, M. G., ALLEY, E. S. & BOATIN, B. A. 2004. Associação entre carga microfilarial e excesso de mortalidade na oncocercose: um estudo epidemiológico. *Lancet,* 363, 1514-1521.

LIZOTTE-WANIEWSKI, M. 2000. Identificação de potenciais candidatos a vacinas e alvos de fármacos através da análise de etiquetas de sequência expressa e da imuno-projeção de bibliotecas de cDNA de larvas de Onchocerca volvulus. *Journal of infectiuos diseases and immunology,* 68, 34913501.

MINISTÉRIO DA SAÚDE 2009. Análise da situação: Equipas de Saúde de Aldeia, Uganda 2009. *In:* HEALTH, U. M. O. (ed.). Kampala: MK publisher.

MINISTÉRIO DA SAÚDE 2013. Relatório anual de desempenho do sector da saúde, ano financeiro 2012/2013. Ministério da Saúde, Uganda.

MOLYNEUX, D. H. & DAVIES, J. B. 1997. Onchocerciaisis control: Moving towards the millennium. *Parasitology Today,* 13, 418-425.

NAVNEET, B. & JACOB, M. 2010. Challenges in mass drug administration for treating lymphatic filariasis in Papua, Indonesia. *Parasita e Vetor,* 3.

NDYOMUGYENYI, R., BYAMUNGUA, A. & KORUGYENDO, R. 2009. Percepções sobre a oncocercose e o tratamento com ivermectina nas comunidades rurais do Uganda: Implicações para a adesão a longo prazo. *International health,* 1, 163-168.

NUWAHA F, OKWARE J & R, N. 2008. Preditores do cumprimento do tratamento com ivermectina dirigido à comunidade no Uganda: Resultados quantitativos. *Tropical Medicine and International Health,* 10, 67.

NUWAHA, F., OKWARE, F. & NDYOMUGYENYI, R. 2005. Preditores do cumprimento do tratamento com ivermectina dirigido à comunidade no Uganda. Resultados qualitativos. *Tropical Medicine and Health,* 10, 659-667.

OKEIBUNOR, J., C., , AMUYUNZU-NYAMONGO, M., NKECHI. G. ONYENEHO, YOLANDE, T., CELE, M., ASAPH, T. K. & LEAK, S. 2011. Onde é que eu estaria sem a ivermectina? Capturar os benefícios do tratamento dirigido à comunidade com ivermectina em África. *Tropical Medicine and International Health,* 16, 608-621.

OMOLADE, O. O., OJO-OMONIYI, A. O. & OGUNRINADE, F. A. 2009. Onchocerciaisis among women in a rural Guinea Savannah Ecotype of Nigeria: Implicações sociais para o controlo. *Tropical Medicine and Health,* 37, 135-140.

OSTERBERG, L., M.D. & BLASCHKE, T., M.D. 2005. Adherence to medication. *New England Journal of Medicins,* 4, 487-489.

REMME, J. H. F., FEESTRA, P. & LEVER, P. R. 2006. Doenças Tropicais Destinadas à Eliminação: Chagas, Filariose Linfática, Oncocercose e Hanseníase. *Journal of tropical diseases.*

ROSENSTOCK, I. M., STRECHER, V. J. & BECKER, M. H. 1988 Social learning theory and Health

Belief Model. *Health Educ Q,* 175-83.

SHALANSKY, S. J., GEORGE J 2007. Predictors of refill non-adherence in patients with heart failure *PubMed,* 63, 488-93.

TAYLOR, H. R., PACQUE, M., MUNOZ, B. & GREENE, B. M. 2006. Impacto do tratamento da oncocercose com ivermectina na transmissão da infeção científica. *Jornal de doenças tropicais,* 12, 567-578.

TAYLOR MJ, AWADZI K, BASANEZ MG, BIRITWUM N, BOAKYE D, BOATIN B, BOCKARIE M, CHURCHER TS, DEBRAH A, EDWARDS G, HOERAUF A, MAND S, MATTHEWS G, OSEI-ATWENEBOANA M, PRICHARD RK, WANJI S & O, A. 2009. Controlo da Onchocerciaisis: Vision for the future from a Ghanian perspective. *Parasite Vectors,* 2.

TEKLE, H., AFEWORK,, ELIZABETH, E., SUNDAY, I., ., UCHE, V. A., SIMON, B., MOUNKAILA, N., SIMON, C., ., ADENIKE, A. & JAN, H. R., . 2012. Impacto do tratamento a longo prazo da oncocercose com ivermectina no estado de Kaduna, Nigéria: Primeira prova do potencial de eliminação na área de operação do Programa Africano de Controlo da Oncocercose. *Vectors and parasite journal,* 5.

TIELSCH, J. M. & BEECHE, A. 2004. Impacto da ivermectina na doença e incapacidade associadas à oncocercose. *Tropical Medicine and International Health,* 9, A45-A56.

TURNER, A. G. 2003. Estratégias de amostragem. . Secretariado das Nações Unidas, Divisão de Estatística.

UBOS 2014. População do Uganda. Uganda Beareu of Statistics.

UCHE, A., MOUNKAILA NOMA, JESSE BUMP, BRUCE BENTON, BERNHARD LIESE, LAURENT YAMEOGO, HONORAT ZOURE & SEKETELI., A. 2016. Disease and Mortality in Sub-Saharan Africa (Doença e Mortalidade na África Subsariana). 2ª edição. Onchocerciaisis.

UCHE AMAZIGO, MOUNKAILA NOMA, JESSE BUMP, BRUCE BENTON, BERNHARD LIESE, LAURENT YAMEOGO, HONORAT ZOURE & SEKETELI., A. 2016. Disease and Mortality in Sub-Saharan Africa (Doença e Mortalidade na África Subsariana). 2ª edição: Capítulo 15 Oncocercose.

WAGBATSOMA, V. A. & AISIEN, M. S. O. 2004. Conhecimentos, atitudes e percepções sobre a oncocercose numa comunidade hiper-endémica do estado de Edo, Nigéria. *Revista africana de microbiologia clínica e experimental,* 5.

WELDEGEBREAL, F., GIRMAY, M., ZEMICHAEL, W. & MENGISTU, L. 2014. Avaliação do conhecimento, atitude e prática da comunidade sobre oncocercose e tratamento dirigido à comunidade com ivermectina no distrito de Quara, noroeste da Etiópia. *Revista Vectores e Parasitas,* 1.

OMS Estabelecer o tratamento dirigido à comunidade com ivermectina (CDTI): como funciona e quem faz o quê.

OMS 2003. ADESÃO A TERAPÊUTICAS DE LONGA DURAÇÃO

Provas para a ação. *Boletim da OMS,* 15.

OMS 2013. O Uganda interrompe a transmissão da cegueira dos rios em quase metade das áreas endémicas. *Organização Mundial de Saúde, boletim,* 1.

WOGU, M. D. & OKAKA, C. E. 2008. O conhecimento, a atitude e a perceção da oncocercose e do tratamento com ivermectina pela população de Okpuje, Estado de Edo, Nigéria. *International Health Journal of Biomedical and Health Sciences,* 4.

YANKUM, D., NEIRA, M. & HOPKINS, D. 2003. Relatório final da conferência sobre a erradicabilidade da oncocercose. *Revista Filaria,* 2.

YIRGA, D., KEBEDE, D., KIFLE, W., MEKITE, W. & WONDONSEN, K. 2010. Factores associados ao cumprimento do tratamento comunitário com ivermectina para controlo da oncocercose no sudoeste da Etiópia. *Parasitas e Vectores,* 3.

YUAN Y, L'ITALIEN G, MUKHERJEE J & U., I. 2008. Determinantes da interrupção dos regimes iniciais de terapia antirretroviral altamente ativa numa comunidade americana infetada pelo VIH

coorte de pacientes. HIV Med 2006, 7(3):156-62. *HIV Medicines,* 7, 156.

ZINIA T NUJUM, REMADEVI S , NIRMALA C, RAJMOHANAN K, INDU PS & NAIR, M. 2012. Factores que determinam o não cumprimento da administração de medicamentos em massa para a eliminação da filariose linfática. *Tropical Parasitology,* 2, 109-115.

APÊNDICE I: QUESTIONÁRIOS

ACEITAÇÃO E FACTORES ASSOCIADOS AO CUMPRIMENTO DO TRATAMENTO COM IVERMECTINA PARA A ONCOCERCOSE NO ÂMBITO DO PROGRAMA DE TRATAMENTO EM MASSA NO DISTRITO DE GULU, UGANDA

PERGUNTAS

SECÇÃO A: DADOS DE IDENTIFICAÇÃO

Data da entrevista: _____ / ___ / ________ (dd/mm/aaaa)

Nome do entrevistador: _____________________ Número do questionário: _______

Aglomerado (Aldeia) _________________

SECÇÃO B: CARACTERÍSTICAS SÓCIO-DEMOGRÁFICAS

1) Sexo dos inquiridos _______ 1=Masculino 2=Feminino

2) Que idade tinha no seu último aniversário (anos)? __

3) Local de residência: 1= Urbano (Município) 2= Rural (Concelho de Omoro)

4) Qual é a sua religião: _____ 1= Católica   4=   Pentecostal/Nascido de novo

                           2= Protestante   5= Outro: _________________

                           3= Muçulmano

5) Qual é o seu estado civil atual? ______ 1= Solteiro   3= Separado/Divorciado

                           2= Casado4=   Viúvo/ Viúva

6) Qual é o nível mais elevado de educação formal que obteve? ______

       1= Nenhum/ creche   5= Nível O concluído

       2= Primário não concluído 6= Superior ao nível O mas não ao nível A

       3= Primário concluído   7= Nível A ou superior

       4= Nível O não concluído   8= Outros (Especificar ....)

7) Qual é a sua ocupação atual: __________

       1= Agricultura de subsistência

       2= Comércio/negócio

       3= Serviço público (instituição governamental)

       4= Funcionário de ONG

       5= Serviços de segurança (polícia/exército/guarda)

       6= Motorista (local ou de longo curso)

       7= Mulher doméstica

       8= Desempregado

       9= Outros: _________________

8) Qual dos seguintes artigos é propriedade do seu agregado familiar (assinale o que estiver presente)?

1	Um rádio	Sim☐	Não
2	Uma televisão	Sim☐	Não
3	Eletricidade	Sim☐	Não
4	Um telemóvel ou uma linha fixa	Sim☐	Não

5	Um frigorífico	Sim□Não	
6	Uma mesa	Sim Não	
7	Uma cadeira	Sim□ Não	
8	Um conjunto de sofás	Sim□	Não
9	Uma cama	Sim□	Não
10	Um armário	Sim□ Não	
11	Um relógio	Sim□	Não
12	Gado	Sim□	Não
13	Uma cabra	Sim□	Não
14	A Motociclo	Sim□	Não
15	Terreno	Sim□Não	

9) Tipo de telhado da casa para residência **(Observação)** __

        1= Casa de colmo de relva 3= Telhas

        2= Chapas de ferro 4= Outros

10) Tipo de paredes da casa para residência **(Observação)**

        1= Casa de colmo de relva 4= Tijolos/blocos

        2= lama/estilhaço 5= Outro

        3= chapas de ferro

11) Tipo de piso da casa para residência **(Observação)**

        1= cimento/telhas 3= perder a superfície do pavimento

        2= lama/estrume de vaca manchado 4= Outros

SECÇÃO C: UTILIZAÇÃO DA IVERMECTINA NO CONTROLO DA ONCOCERCOSE

12) Já ouviu falar ou foi informado sobre a ivermectina, o medicamento que é utilizado para controlar a oncocercose (cegueira dos rios):

1= Sim 2= Não

13) Quando foi a última vez que ouviu falar ou foi informado sobre a ivermectina, o medicamento que é utilizado para controlar a oncocercose (cegueira dos rios):

        1= Nos últimos 3 meses 3= Há sete a doze meses

        2= Há quatro a seis meses 5= Há mais de doze meses

14) Nos últimos 12 meses, alguém lhe deu ivermectina, o medicamento que é usado para controlar a oncocercose (cegueira dos rios), para engolir: ___

1= Simb   ) Não

15) Quando foi a última vez que lhe foi administrada ivermectina?

        1= Nos últimos 3 meses   4= Há mais de doze meses

        2= Há quatro a seis meses atrás   5= Não se lembra

        3= há sete a doze meses

SECÇÃO D: CONFORMIDADE COM A IVERMECTINA

16) Quando foi a última vez que tomou/engoliu ivermectina, o medicamento que é utilizado para

controlar a oncocercose (cegueira dos rios)? _______

      1= Nos últimos 3 meses   4=   Há mais de doze meses

      2= Há quatro a seis meses atrás 5= Não me lembro

      3= há sete a doze meses 6= não tomei o medicamento

17)   Nos últimos 18 meses, quantas vezes tomou ivermectina? ____________

      1= uma vez   3=   três vezes

      2= Duas vezes   4=   Não me lembro

      5= Nunca

18)   Se não tomou a ivermectina, porque é que não tomou?

      1= Esqueci-me   5=   Não gosto/temo os efeitos secundários do medicamento

      2= Estava fora de casa 6= Outro: ________________________________

      3= Devido à gravidez

19)   Alguma vez sentiu algum efeito adverso depois de tomar ivermectina?

  1=Sim 2=Não

20)   Como se sentiu depois de tomar ivermectina?

Factores de aceitação

21)   Diga-me como se propaga a oncocercose (doença da cegueira dos rios) (assinale o que for mencionado pelo inquirido):

1 = Não sei

2= Através da água potável

3 = Através do ar

4 = Picadas de mosquitos

5= Picadas de moscas negras

6= Através de feitiçaria

7= Outros (Especificar): ______________________________________

22)   Considera que corre o risco de contrair oncocercose? __ 1= Sim2=   Não

23)   Diga-me os sinais e sintomas de oncocercíase que conhece (assinale o que for mencionado pelo inquirido):

1 Não conheço nenhum

2 Pigmentação da pele

3 Cegueira

4 Comichão nos olhos

5 Lesões oculares

6 Outros (especificar): ______________________________

24) Alguma vez viu uma pessoa que sofresse de oncocercose

1= Sim 2= Não

25) Como avalia o desempenho do CDD na sua área? _____

1 Muito bomEJ

2 Bom

3 Razoável

4 Pobre

5 Muito pobre

26) Se considera que o CDD da sua zona deve ser substituído devido a um mau desempenho, quem o deve substituir?

1 =Trabalhador de saúde treinado

2 =LCI□

3 =Outros   (especificar ....

27) O CDD fornece educação sanitária sobre a oncocercose antes da administração de medicamentos? ____

1= Sim2=   Não

28) Os CDD mobilizam-se antes de distribuir os medicamentos?

1= Sim2= Não

29) Os CDD cumprem os compromissos que assumem?1= Sim2= Não

30) Alguma vez foi aconselhado sobre a importância de tomar ivermectina de forma consistente?

1= Sim2= Não

31) Quem o aconselhou pela última vez?

1 Membros da família

2 Trabalhadores do sector da saúde/CDD□

3 Professores□

4 Líderes comunitários□

5 Amigos□

6 Outros (especificar   )□ ....

GAMO YAT KI TIC TIC KI YAT KARI KI KARI ITE POKO YAT AJONGA MINGA LUMUKU ME GENGO TWO AJONGA MINGA I GULU DISTRICT

SECTION A: LANYUT PA DANO
Nino me lapeny ----------------/--------/-------------- (Nini dwe/ Dwe/ Mwaka)
Dano ma openyo---------------------------------Namba pa lapeny-----------------
Caro --

SECTION B: KIT LAGAM LAPENY
1)Lagam lapeny tye?
1= Lacoo   2= Dako
2) Mwaka ni tye adii? ....
3) Kabedo ni?
1= Caro   2=Tawun
4) It ye dini ango?
1= Katoli   2= Purutanti 3=cilam   4= morokole   5=dini mukene
5) Nyom?
1=Pud pe inyome 2=Nyome 3=opoke 4=dako/laco too
6) Rwom kwani ma dit loyo?
1=pukwani   5= Otyeko S4
2=Primari pe otum   6=Otyeko S4 ci okwano tic
3=Primary otum   7=Otyeko aya
4=Pe openye S4   8= Kwan mukene
7)In itimo tic ango?
1= lapu
2= biachara
3=tic pagamente
4= dul ma pajenge I kom gamente
5=Tic gwoko ping
6=Deriva
7=Dako ot
8=Pe tiyo
9=Mukene
8) Itye ki jami ma abikwano ni?
1) redio
2)Telibijon
3)Mac alintwic
4) Cim
5)Frij
6)Meja
7)Kom
8) Kom sofa
9) Tana
10) Kabat
11) Cawa kor ot
12) Dyangi
13) Dyegi
14) Piki piki
15) Ngom
9) Wi ot tye ngo?
1= Lum   3=Tail
2= Bati   4= Jami mukene

10) Kor ot tye ngo
1=Lum			4=Birik onyo bulok
2=Coto			5=Mukene
3=Bati
11) Dyer ot tye ngo
1=Cementi				3=Pe ki gwayo
2=Ki gwayo ki coto/ cet dyang	4=Mukene

SECTION C: TIC KI YAT AJONGA MINGA
12 Gwok manaka iwinyo miyo yat lumuku megengo two ajamia
1=Awinyo   2=kuu
13) Awene ma iwinyo ikare mene lok makwako miyo yat lumuku me gengo two ajamia
1= Pe ya okato dyete adek		3=Dwete abiro oo I apar aryo
2= Dwete angwen oo I abicel	4=Kato mwaka acel
14) I dwete 12 ni ki mini yat me gengo two ajamia awene ?
1= Amwonyo			2=Kuu
15) Ki mini yat inge kare ma rom mene ma ogiko ni?
1= Iyi dwee abicel			4= Kato dwete apar aryo
2=Dwete angwen oo I abicel	5= Pe poyo
3=Dwete abiro oo I apararyo

SECTION D: TIC KI YAT KARI KI KARI
16) Awene ma imunyu yat two ajonga minga
1=Pe kat dwete adek			4=Kato dwete apar aryo
2=Dwete angwen oo I abicel	5=Pe apoyo
3=Dwete abiro oo I apar aryo	6=Pe amunyu
17) I dwete 18 I munyu yat two ajonga minga kid ii
1=Kicel			3=Ki dek
2=Ki ryo			4=Pe apoo
18) Ka pe imnuyu ci pi ngo?
1=Wiya owil			5=Alworo rac ce
2=Ono ape gang			6=Mukene ……………….
3=Ono ayac
19) Manaka ni yat two ajonga minga oyeli
1= Oyela 2= Pe oyela
20) I winyo nini inge munyu yat

SECTION E: NGO OMIYO KI MUNYU YAT KARI KI KARI

21) Waca kit ma two ajonga minga kobo kede?
1=Pe angeyo
2=Ki mato ki ipii
3=Kobo ki iyamo
4=Ober aye kobo
5=Kobo ki olwangi ajonga miya
6=Kobo ki ijok
7=Mukene ---
22) I bedo ki lworo me nongo two ajonga minga? 1=Ada 2=Kuu
23) Waca lanyut me two ajonga miya
1= Pe angeyo
2=Lingo kala kom dano
3=Neko wang
4=Yilo wang
5=Balo wang
6=Mukene --
24) Ma naka ni ineno dano ma tye ki dwo ajonga minga
1=Aneno 2=Pe aneno
25)Ineno lupok yat tiyo ni ngo
1=Ma ber adiida
2=Maber
3=Idyere dyere
4=Marac
5=Marac matek
26 Itamo ni ki lok lupok yat ki nga?
1=Daktare ma okwano
2=LC1
3=Mukene ---------------------------------
27) Lupok yat mingo pwony me yot kom
1=Mingo 2=Pe mingo
28) Lupok yat rweyo dano ma pud pe gi opoko yat? 1=Gi rweyo 2= Pe
29) Lupok yat lubu cike me poko yat? 1=Lubu 2=Pe lubu
30) Ki mini tam me tic ki yat kari kari?
1=Ki miyo 2=Pe kimiyo
31) Nga ma omini tam
1=Dano ma gang
2=Daktare
3=Lupwonye
4=Lutela
5=Lowota
5=Jo mukene

QUESTIONÁRIOS PARA DISCUSSÃO EM GRUPOS DE DISCUSSÃO ACEITAÇÃO E FACTORES ASSOCIADOS AO CUMPRIMENTO DO TRATAMENTO COM IVERMECTINA PARA A ONCOCERCOSE NO ÂMBITO DO PROGRAMA DE TRATAMENTO EM MASSA NO DISTRITO DE GULU, UGANDA

Informações gerais

Nome do entrevistador

Local de discussão do grupo de discussão.....................

1) O que é que sabe sobre a administração de medicamentos em massa?

2) O que é que sabe sobre a oncocercose?

3) A Onchocerciaisis é considerada um problema de saúde nesta zona?

4) Como é que o seu CDD trabalha neste domínio?

5) Quais são as razões a favor ou contra a adoção da ivermectina nesta zona?

LAPENY PA LWAK LUMUK (FOCUS GROUP DISCUSSION)
GAMI KIT TIC KI YAT AJONGA MIYA KARI KI KARI KIN GO MA MIYO TIME I GULU, UGANDA

Jami me angeya lumuku
Nying ngat mo bu penyo lapeny

……………………………………………………………………………..

Kabedo me leyo tam ………………………..

1) Ngo ma ungeyo ma kwako poko yat lumuku?

2) Ngo ma ingeyo ma kwako two ajonga miya?

3) Lupok yat ma kany tiyo nini?

4) Neno woo tye ni ngo ma kwako two ajonga miya calo peko?

5) Wa romo yubu poko yat two ajonga miya nini?

QUESTIONÁRIOS PARA ENTREVISTAS COM INFORMADORES-CHAVE ACEITAÇÃO E FACTORES ASSOCIADOS AO CUMPRIMENTO DO TRATAMENTO COM IVERMECTINA PARA A ONCOCERCOSE NO ÂMBITO DO PROGRAMA DE TRATAMENTO EM MASSA NO DISTRITO DE GULU, UGANDA

Informações gerais

Nome do entrevistador

1) Como é a administração de medicamentos em massa neste local?

2) O que sabe sobre a perceção da comunidade sobre a oncocercose como um problema de saúde?

3) Quais são as razões a favor ou contra a adoção da ivermectina?

LAPENY PI JO MA GI TYE KI NGEC MATUT
GAMI KIT TIC KI YAT AJONGA MIYA KARI KI KARI KIN GO MA MIYO TIME I
GULU, UGANDA

Nying la mi lapeny

………………………………………………………………………………..

1) Poko yat two ajonga minga kany woto ningo?

2) Jo makany two gamo ki yat man kany nining?

3) Peki ango ma itye ka nongo ne itic me poko yat man?

APÊNDICE II: FORMULÁRIO DE CONSENTIMENTO DOS PARTICIPANTES

ACOMPANHAMENTO E FACTORES ASSOCIADOS AO CUMPRIMENTO DO TRATAMENTO COM IVERMECTINA PARA A ONCHOCERCIASE NO ÂMBITO DO PROGRAMA DE TRATAMENTO EM MASSA NO DISTRITO DE GULU, UGANDA

Introdução

Caro Senhor/Senhora, o meu nome é .... Estou a   recolher dados para um Mestrado em Saúde Pública

estudante da Universidade de Makerere que está a realizar um estudo sobre a aceitação e os factores associados ao cumprimento do tratamento com ivermectina para a oncocercose no âmbito da administração maciça de medicamentos no distrito de Gulu.

Objetivo do estudo: A oncocercose continua a ser um grande problema em Gulu, apesar da administração maciça de ivermectina. Este estudo determina, portanto, a aceitação e os factores associados ao cumprimento do tratamento com ivermectina para a oncocercose sob administração maciça de medicamentos no distrito de Gulu.

Procedimentos de estudo: Dado que não podemos estudar todas as pessoas devido a factores de tempo e de recursos, selecionámos uma amostra representativa da qual o(a) senhor(a) é um dos selecionados aleatoriamente para um questionário administrado diretamente. Por conseguinte, peço-lhe que participe neste estudo, respondendo às perguntas que lhe farei nos próximos minutos.

Benefícios e riscos: A aceitação de participar neste estudo tem benefícios diretos e indirectos. Melhorará a aceitação e o cumprimento da ivermectina entre as pessoas e, por conseguinte, conduzirá à redução da oncocercose.

Participação voluntária: A participação neste estudo é inteiramente voluntária. Se concordar em participar, ser-lhe-á pedido que assine este formulário de consentimento.

Confidencialidade: As informações que fornecer serão tratadas com confidencialidade e o seu nome não aparecerá no relatório que será gerado. Os questionários serão anónimos e os dados serão guardados de forma segura. As informações e os registos sobre si serão mantidos confidenciais e não serão disponibilizados a ninguém que não esteja ligado ao estudo sem o seu consentimento.

Duração da entrevista: A entrevista durará cerca de 20 minutos

Consentimento de participação: Gostaria de obter a sua autorização para participar neste estudo. Autoriza-se a participar na entrevista deste estudo? 1 = Sim 2 = Não Em caso afirmativo, passar à secção seguinte da declaração e consentimento de participação

Declaração e assinatura:

Venho por este meio dar o meu consentimento informado para participar neste estudo sobre a aceitação e os factores associados ao cumprimento do tratamento com ivermectina para a oncocercose no âmbito da administração maciça de medicamentos no distrito de Gulu

Impressão digital do polegar/assinatura do .... inquiridoData...................................

Impressão digital/assinatura do ....tutorData ....

Assinatura do ....entrevistadorData...............

Informações de contacto:

Se tiver quaisquer questões relativas a este estudo, contacte o Investigador Principal, Sr. Okello Denis, através do endereço 0772182557. Se tiver quaisquer questões relacionadas com os seus direitos e participação no estudo, contacte o presidente do Conselho de Revisão Institucional, Escola de Saúde Pública da Universidade de Makerere, através do número de telefone 0312-297565. Ou o Conselho Nacional de Ciência e Tecnologia do Uganda, no lote 6 da Kimera Road Ntinda, Kampala, ou contacte o Tel. 0414 705 500 53

YE KI MOKO ME GAMO LAPENY

**GAMO YAT KI TIC TIC KI YAT KARI KI KARI ITE POKO YAT AJONGA MINGA
LUMUKU ME GENGO TWO AJONGA MINGA I GULU DISTRICT**

Nyute

Ladit/ Mego an nyinga .... Atye ka coko ngec me masita me yoto kom palwak iyi makerere unibasiti ma kwako lok kom mwonyo yat lumuku me gengo two ajamia iyi gulu disturik.

Ber pa timo ikweda man: Two jamia obedo two arac akadi kono miyo yat lumuku obedo ka time iyi gulu disturik. Ikweda eni bino neon kite me mwonyo yat me gengo two ajamia ki jami mogo ma gengo mwonyo yat lumuku.

Yoo ma gi bi tiyo kede me timo ikweda eni : pi peko me cawa kede cene, wa yero dano ma nok ma ma obi gamo lapeny ma in itye kin gi. alegi me gamo lapeny ma gi bi penyi kede ma kwako lok kom ikweda eni ma obi tero dakika ma nok.

Ber ki rac pa ikweda eni.yeo pa dano me bedo ikwedo eni tye ki bere cutucutu ki bere rema rii. Berere cutucutu tye ni miyo ngec me nono ikom rac pa mato taa. Ka gwok imito ngec imito ngec ma kwako kom gwoke cii itwero nongo ne oyotoyot. Ber pa in me bedo ikweda ma tye ni ii ibino miyo ngec ma obi miyo lumok cik kite me moko cik ma kwako lok kom yot kom.

 Ye labongo dic: Dic peke I winyo ma boti. Ka ce ibino ye ci ibino keto cingi ping kany

Kano imung: Lok ma in ibino tito botwa bino bedo imung. Pe bino donyo woko bene pew a bino cono nyingi.

Ri pa cawa me peny: Bino bedo dakika 20

Moko ni ibino gamo lapeny: Alegi me ye keto cingi me gamo lapeny. Ci dong iye ya pe? 1 = Aye 2 = Pe aye

Ka I ye ket cingi kany

Ket cing ping:

An aye kito cinga me gamo lapeny makwako nongo ki tic ki yat ajonga minga ma time lumuku I Gulu district

Cinga an.................................Nino dwe...........................

Lamoko ne .... Nino dwe ....

(Pi jo ma pe room coc)

Cal cinga..................................Nino dwe...........................

Kit me nongo lukwed ping:

Lapeny I room cwalo ne bot ladit Okello Denis I nama cim 0772182557. Onyo bot chairperson of the Institutional Review Board, Makerere University School of Public Health I nama cim

0312-297565. Onyo bot Uganda National Council of Science and Technology, on plot 6 Kimera Road Ntinda, Kampala or call on Tel 0414 705 500 53

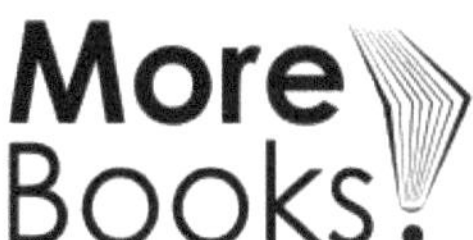

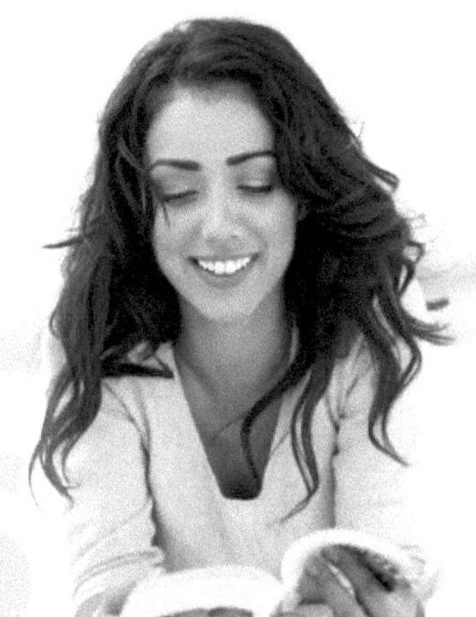

I want morebooks!

Buy your books fast and straightforward online - at one of world's fastest growing online book stores! Environmentally sound due to Print-on-Demand technologies.

Buy your books online at
www.morebooks.shop

Compre os seus livros mais rápido e diretamente na internet, em uma das livrarias on-line com o maior crescimento no mundo! Produção que protege o meio ambiente através das tecnologias de impressão sob demanda.

Compre os seus livros on-line em
www.morebooks.shop

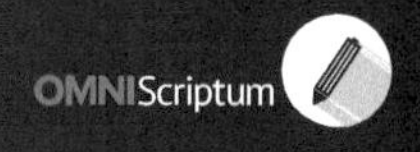

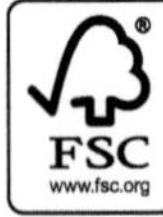

MIX
Papier aus verantwortungsvollen Quellen
Paper from responsible sources
FSC® C105338

FSC
www.fsc.org

Printed by Books on Demand GmbH, Norderstedt / Germany